華佗醫心系列 4

進入傷寒論

U0098072

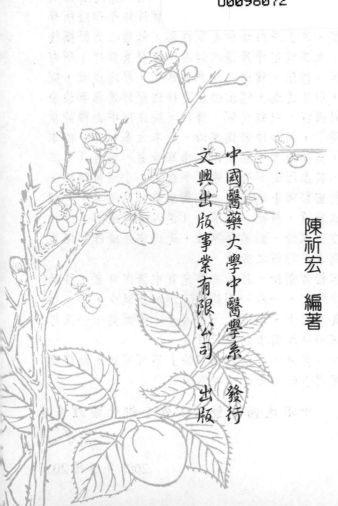

中國醫藥大學中醫學系　發行

文興出版事業有限公司　出版

陳祈宏　編著

理事長序

　　十年前經新竹名醫陳長河前輩推介，認識他們長公子陳祈宏醫師，似曾相識，一見如故，很自然成為莫逆之誼，陳祈宏醫師家學淵源，深具中醫慧根，因之在中醫學術方面造詣確有聞一知十、駕輕就熟之特殊領悟力，十年不到，已集學識、醫術、經驗于一身的名中醫師了。

　　值得一提的是，陳祈宏醫師不急于開業自立，一心一意埋首鑽研中醫各類典籍充實自己更臻完善，另一方面在醫院實地經歷印證所學，同時開闢臨床研究小組，導正學弟妹少走冤枉路，傾盡心力提攜後學，永續傳承中醫學術，尤其鎖定仲景傷寒論為研究發展目標，所有成員全心全力、日夜參與、整理、補遺、歸納各條文，眾志成城，完成「進入傷寒論」乙書，引導後進，經由捷徑直接透窺仲景傷寒論全貌，深入簡出，加上研討備註，記載見解、釋疑，從淺解中剖釋仲景傷寒論精髓真義，太難得了，須知仲景傷寒論，版本太多，部分條本末倒置，散失條文不少，無從稽考，初步涉入傷寒論者，確有「丈二金剛摸不著頭」之迷思，甚至因而不看不學，平白失去了深耕時機，確實可惜，基于此，陳祈宏醫師下定決心，邀集學弟妹共同參予，埋首整理，長考深思才完成易讀、易記、易解的「進入傷寒論」，令人一目了解，同時養成喜愛傷寒論、勤讀傷寒論，走進傷寒論陣中培育興趣，則學弟妹都可達到事半功倍之效果。

　　「進入傷寒論」內容相當創新，凡是有意充實中醫內科者，務必悉心研讀，記得傷寒論中條文，一點一劃均不宜添加或減少，每一個字都有其深奧意義，只要一而十，十而百，百而千，千而萬……深思探討，必會發掘更多傷寒論中無窮盡的醫學寶藏。

　　是中醫人，不論老少、青壯，「進入傷寒論」不可不讀，既能溫故而知新，又可讓您發掘更多的中醫學術新眼光。

中華民國中醫師公會全聯會前理事長

巫水生

2005 年 5 月 20 日

系主任序

　　東漢 張仲景《傷寒論》是我國第一部理、法、方、藥比較完善，理論與臨床相結合的醫學著作，歷代醫家均奉為中醫必讀之經典。張仲景六經辨證是以人體的臟腑經絡、營衛氣血的生理變化作為辨證的客觀依據，又以陰陽、表裏、寒熱、虛實的發病規律作為辨證的綱領。

　　陳醫師中國醫藥大學學士後中醫學系畢業，中國醫學研究所醫學碩士，現任中國醫藥大學附設醫院中醫內科主治醫師，並任中國醫藥大學中醫學院講師，行醫濟世、春風化雨。本書係陳醫師教學資料與臨床討論心得整理書寫而成，第一、二部份討論傷寒六經病的提綱內容及兼夾變證，要言不繁，深中經旨，第三部份討論經方之運用，各方劑從主證入手闡釋，參以現代疾病之應用，相類方又以組成、功用、主治相鑑別，互相融貫，全篇分析與綜合相結合，辨病與辨證相結合。

　　一書在手，經方之臨床應用迷津頓開，讀者當感事半功倍，爰書數語，以為介紹耳。

中國醫藥大學 教授兼中醫學系 系主任

高尚德 [印] 謹序

2005 年 3 月 20 日

編者序

　　這本書的出版實是相當偶然，原始資料是醫院的晨會及學校的教學當中累積而成，經由學弟妹的整理，再經筱蓉的統合而成，出版成書的目的僅在於能幫助學校的同學及醫院的見習及實習醫師能藉此了解並進入傷寒論的臨床，畢竟書上所讀的與臨床上所看到的問題差異甚大，且唸傷寒論條文時都是一條條讀，難以有一整體的概念，本書的編排即是由傷寒論的提綱進而進入內容，最後進入臨床運用，其內容融合了相當多本研究傷寒論的書籍，特附錄於後，若於研讀當中有任何問題進而可參考之，更希望前輩們給予指導及批評，冀望透過這本書的出版能讓台灣中醫人習得傷寒論之一、二，更藉此拋磚引玉，可使台灣的中醫師能多學習仲景治病及治學的精神，那麼相信成就傳統中醫的願景就指日可待！

中國醫藥大學 中醫學系

陳祈宏 🈫 醫師

2005 年 1 月 30 日

目　錄

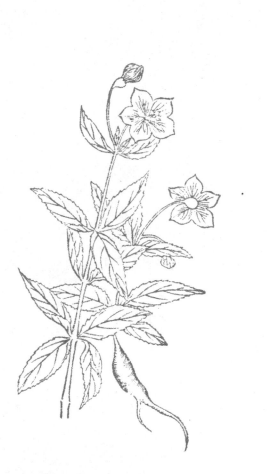

Part 1

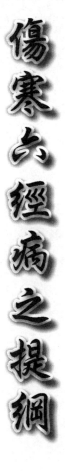

傷寒六經病之提綱

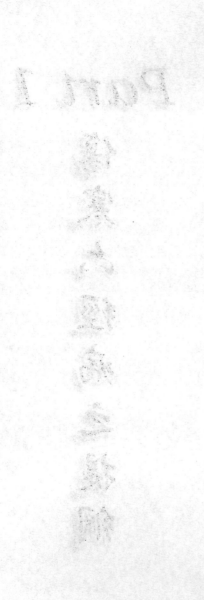

傷寒論六經主證、主方及主藥

傷寒屬經	題綱主證		主方	主藥	備註
太陽病	脈浮、發熱、頭項強痛、惡寒		麻黃湯、桂枝湯	麻黃、桂枝	太陽病的特點為頭項強痛，因為太陽膀胱經之所過的關係。
	傷寒	衛強榮不弱，脈浮緊 (發熱重)	麻黃湯		
	中風	衛強榮弱，脈浮緩 (發熱輕)	桂枝湯		
陽明病	胃家實 (消化道的問題)		白虎湯、承氣湯	石膏、知母、大黃、芒硝	陽明病的特點為既熱且實。
	經證 (偏重裡熱)	身熱煩渴、汗自出、不惡寒反惡熱	白虎湯		
	腑證 (偏重裡實)	腹滿、大便硬、身熱譫語、手足腋下漐然汗出	承氣湯		
少陽病	口苦、咽乾、目眩		小柴胡湯、黃芩湯	柴胡、黃芩	少陽受邪後所出現的兩大特點： 1.少火被鬱、鬱而化火 2.少陽被結、胸脅苦滿甚脅下痞硬
	少陽的氣化為病：典型的少陽病，少火被鬱、鬱而化火				
	少陽的經絡為病：多從太陽轉屬而來，少陽被結、胸脅苦滿甚脅下痞硬				

太陰病	腹滿而吐，食不下，自利益甚，時腹自痛 (不渴)		理中湯	黨參、白朮	病理特點：寒濕內盛，從陰化者多，陽化者少
少陰病	脈微細，但欲寐 (無熱惡寒)		四逆湯	附子、乾薑	
	表症	發熱、脈沉	麻黃附子甘草湯、麻黃附子細辛湯		少陰表症
	水火兩虛	脈微細，但欲寐，自利而渴	白通湯		少陰裡寒 (少陰寒化症)
	火虛	下利不渴，脈沉遲	四逆湯、通脈四逆湯、附子湯		少陰裡寒 (少陰寒化症)
	水虛	心中煩不得臥，脈細數	黃連阿膠湯		(少陰熱化症)
厥陰病	熱厥	消渴、氣上撞心，心中疼熱，飢而不欲食，食則吐蚘	烏梅丸	吳茱萸、當歸	特點為：陰陽錯雜，寒熱混淆，邪入其經，從化各異
	寒厥	手足厥冷，脈微欲厥，膚冷	四逆湯、通脈四逆湯、吳茱萸湯		

傷寒論六經之表裏特點

- 太陰病是陽明病的反面，二者互為表裡

  實則陽明，虛則太陰

  熱則陽明，寒則太陰

　　燥氣有餘濕氣不足則為陽明，燥氣不足濕氣有餘則為太陰

- 太陽與少陰是一個事物的兩個方面，少陰實際是太陽的底面
- 少陽與厥陰皆為相火病，上熱下寒，厥熱往來，重點向內，為厥陰病；胸脅苦滿，寒熱往來，重點半在外，為少陽病。

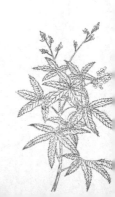

Part 2

傷寒六經病之內容及兼夾變證

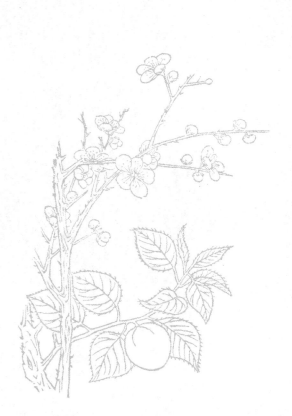

2-1 太陽病

● **太陽：**

膚表之陽─「一身之藩籬，主膚表而統榮衛」，衛氣在榮氣支援下，起著溫分肉、充皮膚、肥腠理、司開合的衛外作用。

● **太陽之為病，脈浮，發熱、頭項強痛、惡寒。**

太陽既然主膚表而統榮衛，所以外邪中於膚表之後所引起的榮和衛的病理反應，就叫做「太陽病」。

①衛氣為了抗邪，更全力以赴地趨向於體表→脈浮、發熱；

②同時不能正常地衛外→惡寒；

③太陽經絡中病→頭、項強痛。

● **太陽主病：**

太陽中風、太陽傷寒，依衛氣開、合之異，及榮陰強、弱區分。

	症狀	病因	主藥	主方	備註
太陽傷寒	發熱重、無汗、脈浮緊、身疼痛。	衛強榮不弱，衛氣合而不開，無汗為寒性凝斂	麻黃	麻黃湯	衛強需要發汗以泄衛，泄衛就是驅邪。傷寒關鍵在開毛竅，故用麻黃湯峻汗。
太陽中風	發熱輕、有汗、脈浮緩、身不痛	衛強榮弱，衛氣但開不合，自汗為風氣疏泄	桂枝	桂枝湯	榮弱，不用麻黃湯峻汗，改用桂枝湯調和榮衛。

● 太陽兼證：

症狀	病因	主方	備註
脈浮緊、身疼痛、不汗出 兼見煩躁	陽氣被鬱太重	大青龍湯	麻黃湯之辛溫不利煩躁，在此基礎上倍用麻黃，再加石膏、薑、棗，變爲辛涼重劑。
脈浮緩有力、身雖不痛，卻不輕巧、不靈活、乍有輕時	陽氣閉塞時間過長，榮衛滯澀	大青龍湯	和少陽不同的，外邪已有頑固難拔之勢。
太陽病兼項背強几几	邪入經輸	無汗用葛根湯	
		有汗用桂枝加葛根湯	
太陽中風兼喘		桂枝湯中加入厚朴、杏仁	即桂枝加厚朴杏仁湯

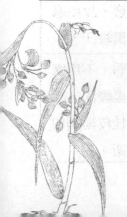

● 太陽夾證：

		症狀		主方	備註
風中夾濕	身體疼煩，不能自轉側，脈浮虛而濇	小便不利，大便不能成硬	桂枝附子湯		
		小便自利，大便成硬	桂枝去桂加白朮湯		
		關節疼痛、小便不利，或身微腫	甘草附子湯		
夾水氣	傷寒表不解，發熱而喘、咳		小青龍湯		病機為表寒裏飲
心下有水飲	頭項強痛、翕翕發熱、無汗、心下滿、微痛、小便不利		桂枝去桂加茯苓白朮湯		去桂的目的因此方不在發汗而在利小便

● 太陽變證：(因疾病的轉變而變化)

		症狀		病因	主方	備註
將愈未愈	傷寒變輕	整日發熱惡寒→間歇發作	一日二三度發，面有熱色	傷寒變輕	桂麻各半湯	無汗脈浮緊的傷寒，可能出現衄。衄，也是將愈的表現。

		日再發，面無熱色	表邪更輕	桂二麻一湯	但若點滴不成流，衃而不愈，仍要發汗。
	中風變輕	整日發熱汗出→間歇時發熱、自汗出	衛氣不合	桂枝湯	
水的代謝異常		小便不利，消渴，水逆 表証未解，必兼有脈浮、發熱…	中風常自汗出或傷寒過度發汗→減弱決瀆功能	五苓散	決瀆功能減弱→蓄水，水能上行外泛，卻不能泛出體外，水不能充分下輸膀胱
血的循行異常		小腹拘急，其人如狂，小便自利	血結在小腹，血尚未凝固	血自下，下者愈；若血不自下則用桃核承氣湯	太陽經中之熱循經入腑，結於下焦、膀胱血分→蓄血
		小腹硬滿小便自利	尚未發狂	血結在小腹，血已凝固	抵當丸	
			其人發狂		抵當湯	

● **太陽變證**：因治療（誤治）的轉變而變化，可分爲傷正、邪陷兩類。

傷正有：傷陽、傷陰、陰陽兩傷

		症狀	病因	主方	備註
傷陽	傷陽輕	下之後「其氣上衝」、「微喘」		桂枝湯加厚朴、杏仁	陽氣輕微受損，其向外氣機未變，仍當解表，以桂枝湯加減
		下之後「脈促胸滿」	傷陽較重，外邪接近內陷邊緣	桂枝去芍藥湯	
		發汗太過，遂漏不止	衛陽受損	桂枝加附子湯	
	傷陽重	下後，又手自冒心，心下悸欲得按	心陽虛	桂枝甘草湯	傷陽重，表証多消失，或轉虛，或轉寒，甚者陽虛不能溫化而水飲內動，此皆是平素體質不同，那一臟氣不足，就會出現那一臟陽虛的症狀。
		心陽傷兼有煩躁	心陽傷又加火劫所致	桂枝甘草龍骨牡蠣湯	
		心陽傷兼有煩躁，甚至驚狂	心陽傷又加火劫所致	桂枝去芍加蜀漆牡蠣龍骨湯	
		發汗後腹脹滿	脾陽虛而氣滯	厚朴生薑半夏甘草人參湯	
		脾陽傷而吐逆不止	脾陽傷	甘草乾薑湯	
		汗下後下利清穀	傷脾腎之陽	四逆湯	
		汗下後晝日煩躁不得眠，夜得安靜	陰盛格陽	乾薑附子湯	

傷陽	水飲內動	吐下後，心下逆滿，氣上衝胸	脾陽傷，不能散水	茯苓桂枝白朮甘草湯	因陽虛而水飲內動的，多是傷及脾、腎之陽。脾主散精、腎為水臟
		發汗後其人發熱、心下悸、頭暈、身瞤動、振振欲擗地	腎陽虛而水上泛	眞武湯	
		臍下悸、欲作奔豚	腎陽虛不能蟄藏，腎水上凌	茯苓桂枝甘草大棗湯	
		奔豚，氣從小腹上衝心		桂枝湯	
		水停胃中，汗出不渴		茯苓甘草湯	
傷陰(重)		發汗後身疼痛、脈沉遲	傷陰較重，耗陰損血	桂枝新加湯	傷陰輕的，僅是津液輕度耗損，可不治而愈。傷陰重的，則耗陰損血
		腳攣急		芍藥甘草湯	
		大汗出、脈洪大、口乾舌燥	內有鬱熱，汗後傷陰，化熱化燥，轉屬陽明	白虎人參湯	
		發汗不解，反蒸蒸發熱		調胃承氣湯	
陰陽兩傷		發汗若下之，病仍不解，煩躁者		茯苓四逆湯	陰陽兩傷者，當扶陽兼益陰
		發汗後病不解，反惡寒者		芍藥甘草附子湯	

邪陷有：協熱利、虛煩、痞、結胸

		症狀	病因	主方	備註
協熱利	寒利	下利不止、心下痞硬、表裡不解	太陽病外證未解，而數下之，導致協熱寒利	桂枝人參湯	協熱利是表邪未解，同時有下利症狀。
	熱利	熱利不止、脈促、喘而汗出	太陽病，桂枝證，醫反下之	葛根芩連湯	
虛煩		心煩不眠、反覆顛倒、心中懊憹；甚者胸中窒塞、心中結痛，多舌苔黃白厚膩，身熱不去	邪熱乘宗氣之虛陷入胸膈熱邪內擾	梔子豉湯 嘔→梔子生薑湯 氣息不足→梔子甘草湯 下後心煩腹滿→梔子厚朴湯 身熱不去、微煩→梔子乾薑湯	未與有形痰、水相結，所以心下按之不硬
痞	氣痞	雖覺壅悶，但按之不硬	胃部受下藥挫傷後，無形之熱鬱聚心下所致	大黃黃連瀉心湯	痞：病人自覺心下滿悶、痞塞不通
		兼有惡寒、表熱(表未解)		當先解表，後攻痞	
		兼有惡寒、無熱汗出(表陽虛)		附子瀉心湯	

大類	類型	症狀		病因	方劑	備註
痞	痞硬	按之硬，兼有嘔吐、泄瀉		脾胃氣機呆滯，脾不升清，胃不降濁以致濕濁壅聚心下，病因為脾寒、胃熱所致	半夏瀉心湯	痞硬按之較硬，但非石硬
		兼傷食、乾噫、食臭			生薑瀉心湯	
		乾嘔不止，心煩不安，下利頻繁			甘草瀉心湯	
		不吐、不瀉，卻噯氣不止		痰阻氣逆	旋覆代赭石湯	
結胸	小結胸	正在心下，按之痛，不按不痛，脈多浮滑		熱邪內入與痰水相結	小陷胸湯	
	大結胸	按之石硬，疼痛拒按不按亦痛，脈多沉緊或兼短氣、懊憹、煩躁…	結在胸中偏上		大陷胸丸	
			結在心下下連小腹		大陷胸湯	
	寒實結胸	硬痛，卻無燥渴、無汗、苔黃…等陽熱症狀		寒痰內結，並無熱邪	三物白散	

2-2　陽明病

● **陽明**：

陽氣極盛，胃家—胃腸道腐熟水穀，化生營衛之消化功能及排泄糞便之傳導功能。

● **陽明之為病，胃家實是也。**

陽明實指胃腸道，胃家感邪，統稱「陽明病」，特徵是「既熱且實」。

①經證—

偏重裏熱，無形之熱盛於軀殼之裏，故表現身熱、自汗出。

②腑證—

偏重裏實，宿食、糞便等有形之物留滯腸胃之中，故表現腹滿、便秘。

● **陽明中風與陽明中寒**：

當由太陽病發展至陽明病，即表示表證往裏證發展；陽明病形成經證、腑證過程中，其化熱化燥之遲速、最後之裏實、裏熱程度，取決於患者胃陽的盛衰與否。

陽明中風：

患者胃陽素盛，以化熱、化燥直線發展發展，屬於陽邪；

①陽明裏證初步症狀：口苦、咽乾、腹滿、微喘…

②表證殘留症狀：發熱、惡寒、脈浮…

治療當清裏透表、表裏兼顧：

　　梔子豉湯、防風通聖湯、三黃石膏湯…

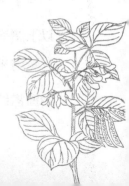

舉例：

「陽明病，脈浮而緊者，必潮熱發作有時；但浮者，必盜汗出」。

表證轉裏症可分成兩類：

①脈浮而緊、身熱、口苦、咽乾、腹微滿

　→變爲潮熱、脈沉實、腹滿，微喘甚至「而喘」、渴，定位爲陽明腑證。

②脈但浮者、無汗變爲盜汗、身熱、惡寒

　→變爲自汗、大熱、脈洪大、反惡熱，定位爲陽明經證。

陽明中寒：

　　患者平素胃陽不足者，化熱遲緩、化燥費力，引發極不典型之症狀，即陽明中寒。

①大便不能成硬，卻溏硬混雜而成「固瘕」

②蒸不出汗，卻身癢如蟲行皮中……葛根湯主之

③雖亦腹滿，卻燥氣不足，濕氣有餘，熱與濕合，欲作穀疸……甘草乾薑湯主之

④甚至胃寒生濁，食穀欲嘔

⑤或陽氣時盛時衰、水氣時上時下；或嘔而咳，或不嘔不咳；或時而手足厥、頭痛……

以上諸症，皆因此種胃陽素虛、燥氣不足而起，且已接近太陰病。只是尚未出現「吐利」，故仍屬於陽明病。

治療當助陽化濕、溫胃祛寒。

● **陽明主病：**

經證、腑證，主要在裏實、裏熱程度之不同，一為無形裏熱，一為有形裏熱。

	症狀	病因	主藥	主方	備註
陽明經證	身熱、煩渴、汗自出不惡寒、反惡熱	無形之熱盛於軀殼之裏	石膏、知母	白虎湯	
陽明腑證	腹滿、大便硬、身熱譫語、手足腋下濈然汗出	宿食、糞便等有形之物留滯於裏	大黃、芒硝	三承氣湯	①津液宿虧—太陽陽明（脾約）②津液耗傷—少陽陽明（大便難）③宿食、糞便與熱相結—正陽陽明

● **陽明經證：**

泛指裏熱，而非胃家實，更不能侷限於胃家熱。

①裏熱熾盛→脈必洪大有力，或浮而滑大。

②裏熱外蒸→表裏俱熱，身汗自出。

③熱盛神昏→譫語。

　當用清法，宜選用白虎湯。

④熱熾傷津→口乾舌燥，大渴欲飲水。

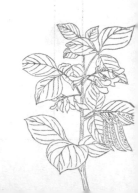

當兼養津液，白虎加人參湯主之。

● **陽明腑證**：即「胃家實」，主因於：
太陽陽明、少陽陽明、正陽陽明。

	症　狀	病　因	治　療	備　註
太陽陽明（脾約）	寸口脈浮兼芤大便硬而不行	津液素虧，感邪後，腸道更形乾燥 以有餘之陽，消爍不足之陰，津液內竭 (脈浮爲陽有餘，脈芤爲陰不足)	麻子仁丸	前者脾無津液輸佈而窮約，後者脾受胃制約而津液不能輸佈，故太陽陽明又稱「脾約」 脾約者，無熱邪內結，僅是津液不繼，即使多日不大便，亦無所苦，潤腸通便即可。
	趺陽脈浮兼澀小便自利大便硬而不行	胃氣素強，胃強能化濕，小便自利 脾受制約，不能攝持津液以濕潤大腸，任其下趨膀胱，大便硬而不行 (脈浮爲胃氣亢進，脈澀爲津液由小便出)		

少陽陽明	裏實大便難	內無煩熱	發汗、利小便後，津液耗傷，腸道乾燥	蜜煎導法、土瓜根、豬膽汁	太陽陽明、少陽陽明皆是津液不足。 **太陽陽明：** 津液素虧，脈或芤或澀 **少陽陽明：** 津液耗傷，脈不芤澀、不浮
		兼內煩熱		同正陽陽明法	
正陽陽明	腹滿、腹痛、潮熱、心煩、譫語、內有所苦(胃家實)	宿食、糞便與熱邪相結不僅內實，亦有內熱	三承氣湯		依照內熱、內實程度不同，有所不同 通便：大承氣湯＞小承氣湯 ＞調胃承氣湯 滌熱：大承氣湯＞調胃承氣湯＞小承氣湯

● 三承氣湯的比較異同點

三承氣湯	適用症	同	異	備註
調胃承氣湯	裏雖有熱，但不甚實；雖有結滯，大便卻不甚堅硬者。 ①大便不算硬，卻心煩、譫語 (陽明有熱) ②發汗後蒸蒸發熱者 (裏熱外蒸) ③過吐後出現腹滿者 (胃燥失降)	大黃去滯	甘草和胃 芒硝滌熱 和胃緩瀉劑	陳修園：調胃承氣湯乃上承君火之熱而調和胃氣。

小承氣湯	裏熱不甚，而大便已硬者。 ①譫語、心煩、又大便已硬者 (陽明裏熱) ②宿食內結、心下煩躁、硬滿 (結在胃，不在大腸) ③腹大滿不通，不適於大承氣湯者 ④服大承氣湯後，大便不久又硬，但其量必少	大黃去滯	枳實破氣 厚朴瀉實滿	腹大滿不通，未有潮熱者。 雖有潮熱，卻脈弱、脈滑而疾不適用大承氣湯。 小承氣湯加大用量，接近於大承氣湯，故代用之。 陳修園：小承氣湯乃上承胃氣而通泄小腸
大承氣湯	裏熱較甚而又大滿大實者 ①通便瀉熱：大便已硬、兼見潮熱、譫語、手足濈然汗出；無發熱惡寒表症，無脈弱、滑疾、陰津欲竭 ②攻下燥屎： 　a.患者不能進食，或聞食臭即不能忍受 　b.陣發性繞臍劇痛	大黃去滯	枳實破氣 厚朴瀉實滿，芒硝滌熱，大黃 (後下) 峻下劑	若大便硬而熱不潮：小承氣湯。若潮熱而大便不硬：調胃承氣湯 燥屎常滯留腸道摺疊處，或阻於潰瘍、斑痕、憩室；大小不等，頑固難下，極易形成腸梗阻，爲急症

	c.小便不利、大便乍難乍易；乍難者喘促、昏冒、不能安臥 乍易者，未結者旁流時出 d.燥屎內結，或目睛不和，或身熱汗多，或汗後腹更滿更痛			若有燥屎，未有潮熱，亦應急下，用大承氣湯 陳修園：大承氣湯乃上承熱氣而通泄大腸

- **兼證、夾證、變證：**

  陽明病除自發外，多由別經轉屬而來，故兼有他經症狀；又患者素有宿疾、臟器素弱，故於裏熱的症狀下有不同夾證、變證。

- **陽明兼證：**

  有陽明病從太陽轉屬而來，及少陽轉屬陽明兩種。

  ①太陽轉屬陽明者，必兼有太陽表證—

  　惡寒、發熱、身疼痛，汗出或不出

  　治療當先解表再攻裏，有汗用桂枝湯；無汗用麻黃湯

  ②少陽轉屬陽明者，少陽之邪未盡，兼有脅下痞硬；或痞硬不在脅下，而在心下

  　治療當先解少陽之邪，再治陽明，脅下痞硬者用小柴胡湯；痞硬在心下者，用大柴胡湯。

- **陽明夾證：**

  陽明病夾證，主指「發黃」，是陽明夾太陰之裏熱夾濕證。

①無汗而又小便不利

　→熱無所出、濕無所泄，則熱與濕合。

②濕熱阻遏膽汁疏泄

　→膽汁凌於脾、浸淫肌肉、溢於皮膚；膽液受到阻遏，往往心中懊憹、熱痛。

　(無汗、小便不利：發黃之原。心中懊憹：發黃之兆。)

　故論中有「脾色必黃，瘀熱以行」、「心中懊憹者必發黃」。

　治療當清熱、利濕

a. 小便不利，腹必滿，至少是微滿者，當利濕泄熱

　→茵陳蒿湯主之。

b. 裏熱重於表熱，渴飲水漿、小便赤澀；或鬱熱上蒸，但頭汗出

　→當利濕泄熱，茵陳蒿湯主之。

c. 無汗、腹滿不顯著，亦不至於渴飲水漿，而身熱較為突出者

　→當利濕散熱，麻黃連翹赤小豆湯主之

d. 介於兩者之間，表裏分不出主次的

　→當利濕清熱，梔子柏皮湯主之

e. 裏熱夾濕，不影響膽汁輸泄，不懊憹亦不發黃，卻脈浮、發熱、渴欲飲水、小便赤澀不利、舌赤苔黃膩，是溼熱充斥於三焦

　→退熱不在發汗而在於利小便，豬苓湯主之。

● **陽明變證：**

陽明裏熱，在血分，不在氣分，上行則致衄，下行則前陰下血。

①上行致衄：

脈浮熱同時，兼有口乾、舌燥、欲漱水、不欲咽，便是熱在陽明經絡血分，將要鼻衄

治療當涼血才能止衄，犀角地黃湯主之

②前陰下血：

子宮原名血室，熱入血分，最容易影響子宮，

a. 子宮血熱妄行，便會下血；

b. 熱從血室隨衝脈上衝，但頭汗出；

c. 肝主藏血，凡血熱上衝，肝臟必實，肝實又能譫語；

　當刺瀉肝的募穴─

　期門，經絡疏通，子宮之熱能上行外散，當漐然汗出而解。

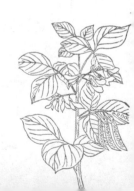

2-3　少陽病

- **少陽：**

  陽氣充斥表裏之間，流布於三焦上下，生發活動，對人體起著溫煦
  長養的作用，這種陽氣活動，不亢不烈，便稱為「少陽」，又稱「
  少火」；而此陽氣的生發活動，流通暢達，亦稱作「游部」。

- **少陽之為病，口苦咽乾目眩也。**

  少陽取名「游部」，是要不鬱不結。鬱則化火，結則煩滿痞硬。

  ①**少火被鬱：**口苦、咽乾、目眩

  少陽氣化之為病，是自發、典型的少陽病。

  少火之所以被鬱，是風、寒外邪所致。

  少陽被鬱，鬱則化火。火性炎上，上尋出竅，

  主證為口苦、咽乾、目眩。

  少火被鬱後，隨入體質之陰陽，亦可分成下列兩項：

  少陽中風：

  a. 風為陽邪→兩耳如蟬聲亂鳴，影響正常聽覺；

  b. 風熱之邪挾少陽本經之火循經上煽

  　　→目赤、胸中滿而煩

  少陽傷寒：

  a. 寒為陰邪

  　　→頭痛、發熱、脈弦細，不出現目赤煩滿…症。

  　　其頭痛，並不兼有項強；

  　　其發熱，既不像太陽病那樣惡寒，也不像陽明那樣惡熱；

  　　其脈細，不如太陽之浮，陽明之大，更不是少陰病的沉細；

  　　弦，指下端直有力，接近太陽傷寒的緊脈。

治則：

雖然頭痛發熱，但脈象弦細而不浮，就不可發汗。

誤用辛熱的麻桂發汗，會傷津化燥，導致胃不和而讝語，甚至心煩、心悸…

少陽中風的胸中滿而煩，也不是痰、食等有形實邪，所以也不可吐下。

誤用吐下，非但風火不能外出，反能挫傷胸陽，導致神虛火擾，出現悸而驚…

治方：

「火鬱發之」，用小柴胡湯，柴胡以散鬱，黃芩以清火

②**邪結脅下**：脅下苦滿，甚或脅下痞硬

少陽經絡之為病，多由太陽轉屬而來。

少陽內結，結有部位。少陽經絡走脅肋，結而不伸，就會脅下苦滿，甚或脅下痞硬。

邪結脅下，一般是邪在太陽階段，失於治療，氣血逐漸消耗，外邪乘虛而入所致

其他症狀：

a. 邪氣既結，少陽不能條達，鬱於膻中
　　→胸中煩滿、默默不語；

b. 脅與胃相近，木火犯胃
　　→不欲飲食，且常常作嘔；

c. 正氣已從太陽退居第二道防線
　　→邪氣結於脅下

d. 邪向內迫→不發熱而惡寒；
　　蓄積而通，陽氣向外→發熱而不惡寒；

e. 以惡寒始，發熱終，發作不定次數，毫無規律的往來寒熱。

治則：

邪結脅下，不在表，發汗就不能解決問題；不在裏，吐下也不能解決問題。

治方：

當用小柴胡湯，以柴胡從半表之中，散邪於外；以黃芩從半裏之中，清火於裏

無論少火被鬱積，或邪結脅下，都需要用小柴胡湯

→所以少陽病主方：小柴胡湯。

● **小柴胡湯的應用：**

但見一症便是；用藥，隨症靈活加減。

①一症便是：少火被鬱、邪入半表半裏，症狀雖多，卻不一定同時出現，所以但見一症便可用此方。

　a. 嘔而發熱者，柴胡湯證具 (邪連於表→發熱；邪迫於裏→嘔)

　b. 往來寒熱

　c. 胸脅苦滿

　d. 婦女外感病中熱入血室

②藥物隨症加減：

　a. 若胸中煩而不嘔，去半夏、人參、加栝蔞實一枚；

　b. 若渴，去半夏，加人參合前成四兩半，栝蔞根四兩；

　c. 若腹中痛者，去黃芩加芍藥三兩；

　d. 若脅下痞硬，去大棗加牡蠣四兩；

　e. 若心下悸，小便不利者，去黃芩加茯苓四兩；

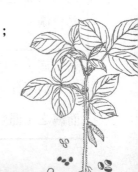

f. 若不渴，外有微熱者，去人參加桂枝三兩，溫服微汗癒；

g. 若咳者，去人參、大棗、生薑，加五味子半升，乾薑二兩。

　　而大柴胡湯、柴胡桂枝湯、柴胡桂枝乾薑湯、柴胡加芒硝湯……，亦是小柴胡湯變化方劑。

◎ 婦人外感熱入血室：

條　文	說　明
婦人中風，七、八日續得寒熱，發作有時，經水適斷者，此爲熱入血室，其血必結，故使如瘧狀，發作有時，小柴胡湯主之。	太陽表熱，乘經血下行、子宮空虛而陷於血室→未盡之經血結而不下；血室之熱欲外出而樞轉不利→往來寒熱
婦人中風，發熱惡寒，經水適來，得之七、八日，熱除而脈遲身涼，胸脅下滿，如結胸狀，譫語者，此爲熱入血室也，當刺期門，隨其實而瀉之。	表熱隨月經下行而陷於血室之中。 熱從血室上實於肝經→胸脅下滿、如結胸狀；
婦人傷寒，發熱，經水適來，晝日明了，暮則譫語，如見鬼狀者，此爲熱入血室，無犯胃氣及上二焦，必自癒。	此經水適來，並非正常月經，實際是子宮出血，類似太陽病之衄。 熱有出路，不鬱不結，便不會有柴胡證，且熱隨血瀉，不治自癒。
陽明病，下血譫語者，此爲熱入血室，但頭汗出者，刺期門，隨其實而瀉之，濈然汗出則癒。	

①熱入血室，並非少陽病，但血室恰在軀殼之裏，腸胃之外，也屬
　於半表半裏。

②所出現症狀，如寒熱往來、胸脅苦滿，雖不一定同時出現，但卻
　是小柴胡湯見症，因此用小柴胡湯。

● **少陽病兼證**

		症狀	病因、病機	治則	備註
兼太陽		不渴，外有微熱	少陽病兼有太陽未盡之邪	小柴胡湯去人參加桂枝	少陽部位在半表，外與太陽相連，故太陽病容易轉屬少陽
		發熱、惡寒、肢節疼痛	太陽病向少陽病過渡	小柴胡湯加桂枝湯	
兼陽明	心下痞硬，或心下拘急	嘔吐或下利	邪更偏於半裏，靠近陽明胃胃家受干擾，氣不暢達	小柴胡湯去人參、甘草加枳實、芍藥	少陽部位在半裏，內與陽明相鄰，故少陽病未罷，又兼見陽明病
		大便秘結		大柴胡湯	
	胸脅滿、嘔未消失，又有潮熱、大便黏溏不硬			先與小柴胡湯再投以柴胡加芒硝湯	
	胸脅滿而嘔，不潮熱卻不大便		嘔使津液不能下達大腸，腸道乾燥，因而大便不行	小柴胡湯還不大便，再與調胃承氣湯	此非陽明實熱，乃過嘔所致

兼裏虛	陽脈澀，陰脈弦，腹中極痛	澀脈：營衛不充實，氣血不能暢通 弦脈：主痛	小建中湯	
	投與小建中湯，陽脈不澀 傷寒未解，陰脈仍弦		小柴胡湯	弦脈是少陽傷寒脈象
	投與小建中湯，陽脈不澀 傷寒未解，陰脈仍弦，腹痛未止		小柴胡湯去黃芩加芍藥	腹痛常是小柴胡湯兼症

● **少陽夾痰飲** (少陽病夾證)：

	症狀	病因、病機	治則	備註
	小便不利、心下悸	少陽兼有水飲	小柴胡湯去黃芩加茯苓	小柴胡湯加減法
少陽夾痰飲	不嘔		小柴胡湯去半夏	小便不利、渴是水飲內結，津液不布。傷寒五、六日，已發汗而復下之，胸脅滿微結，小便不
	渴	津少痰結	小柴胡湯加栝蔞根	
	微結，接近於痞硬		小柴胡湯去大棗，加牡蠣	

少陽夾痰飲	小便不利	痰結	小柴胡湯加乾薑、牡蠣，去生薑	利，渴而不嘔，但頭汗出，往來寒熱，心煩者，此爲未解也，柴胡桂枝乾薑湯主之。
	頭汗出	陽氣鬱閉太重	柴胡桂枝乾薑湯	

- **少陽變煩驚** (少陽病變證)：

①少陽中風，吐下後悸而驚：

少陽病誤下後，挫傷胸陽，火邪內擾

②傷寒八、九日，下之，胸滿煩驚，小便不利，譫語，一身盡重，不可轉側者，柴胡加龍骨牡蠣湯主之：

傷寒八九日不解，鬱極化火，出現口苦、咽乾、目眩，或胸中滿而煩時，小柴胡湯去人參加栝蔞實以發散鬱火，兼驅胸中煩熱；若反下之→就會胸滿煩驚，挫傷三焦通調水道和少陽樞轉向外的功能→小便不利、譫語、一身盡重，不可轉側

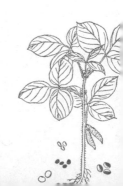

2-4　太陰病

● **太陰—盛陰**，指津液之吸取、輸佈—脾氣散精，脈氣流經，故太陰實指脾、肺。

● **太陰之為病，腹滿而吐，食不下，時腹自痛，下利不渴。**

脾、肺因虛寒而失聯，尤其是脾氣散精的功能失聯，不能爲胃行其津液，腸胃的水穀就會留滯，形成「寒濕內盛」的典型太陰病。

太陰病與陽明病都有腹滿的症狀，當區分之：

①陽明病病因是燥熱，故陽明病腹滿屬實，不吐不利；

②太陰病病因是寒濕，故太陰病腹滿屬虛，自吐自利，且越是吐、利，越是虛寒、腹滿。

③太陰、陽明爲兩面—「實則陽明，虛則太陰；熱則陽明，寒則太陰；燥氣有餘，濕氣不足，是陽明病；濕氣有餘，燥氣不足，是太陰病」

● **太陰病的成因、症治**

※患者平素脾陽虛，內濕盛：

外感病中出現太陰病有裏寒裏濕的傾向，發爲太陰病吐、利前必先有一些外感夾內濕的特殊症候。如脈浮緩，或浮澀手足自溫、四肢煩痛、小便不利、大便不實…

①**太陰傷寒：**

脈浮而緩，手足自溫，浮而怠緩，是表症夾裏濕之脈。手足不熱而溫，是脾陽不足

②**太陰中風：**

乃風濕相搏之徵，不在身體煩痛，而在四脈浮而澀，乃濕邪著脾，且夾有風邪。

　　尚未「吐、利」，脈象還浮，表示邪尚在表，當發汗解之。然
　　而裏陽不盛，脈亦不浮緊，故用桂枝湯微發汗即可。

初期失治

①小便不利，表邪外閉，濕氣內鬱，轉爲「發黃」。

②裏陽漸盛，化濕有權，小便漸利，七八日後，由濕化燥，大便成
　　硬，由太陰而出陽明。

③裏陽漸盛，驅濕有權，但濕不從小便出，竟暴煩下利，日十餘行
　　。唯脾氣充實，正與邪爭，正氣驅邪，腐穢自去。瀉後，濕去人
　　安，病即自癒。

④太陽中風，陽脈若由浮轉微，是風邪已去；陰脈雖澀，卻應指迢
　　長，是脾氣恢復，行將化濕，爲欲癒之候。

⑤裏陽繼續衰退，既不能驅濕，又不能化濕，又不轉成發黃，內濕
　　僅能下趨作利，形成正式的太陰病，症如：下利、嘔吐、腹滿、
　　腹痛，「自利不渴」已經足夠說明太陰病脾家虛寒，當溫中驅寒
　　，健脾化濕，用理中、四逆輩。

● 誤治所促成的各種太陰病及其症治

①典型的太陰病包括了腹滿、腹痛、吐、利…一系列症狀，其宿因
　　是素秉寒濕；其誘因是感受外邪；其病理是脾氣虛、脾寒。

②更擴大之，只要病機在脾，就是太陰病，或厥、或吐、或利、或
　　腹脹滿、或腹痛、或氣滯、或血滯，有的屬虛，有的屬實；

③其成因有的是誤治，而非素秉寒濕；其病理，有的是脾實，而非
　　脾虛、脾寒。

病因	條文	治療	備註
誤汗傷脾陽	傷寒脈浮，自汗出，小便數，心煩，微惡寒，腳攣急，反與桂枝湯，欲攻其表，此誤也，得之便厥。咽中乾，煩燥吐逆者，作甘草乾薑湯與之，以復其陽。	輕者：用甘草乾薑湯；重者：用四逆湯	這兩條文病因病理基本相同，只是程度上的差異。**輕者：**以厥、吐、煩躁…為主，**重者：**水藥不得而入
	發汗後，水藥不得入口為逆，若更發汗，必吐下不止。		
誤下傷脾陽	傷寒，醫下之，續得下利，清穀不止，身疼痛者，急當救裡；後身疼痛，清便自調者，急當救表。救裡宜四逆湯，救表宜桂枝湯。	救表，桂枝湯救裏，四逆湯	①救裏，即救太陰之裏。②若下之太過，則易引發脾陽虛。
汗傷脾陽兼太陰氣滯	發汗後，腹脹滿者，厚朴生薑半夏甘草人參湯主之。	厚朴生薑半夏甘草人參湯	汗傷脾陽，又太陰氣滯，故以腹脹滿為主症
太陽病誤下，氣血內陷致使脾絡鬱滯不通	本太陽病，醫反下之，因而腹滿時痛者，屬太陰也，桂枝加芍藥湯主之。大實痛者，桂枝加大黃湯主之。	輕者：桂枝加芍藥湯重者：桂枝加大黃湯	氣血凝滯在腹內腸外之脈絡，是全腹部瀰漫性疼痛，不侷限在臍周圍，按之無硬塊

			輕者：脾絡時通時阻，痛時作時止 重者：持續作痛，痛而拒按

2-5　少陰病

● **少陰**：

陰氣較少，指的是精氣和精氣相關的心、腎─精氣從形質上，屬水，水藏於腎；精氣從性質上，屬火，火為心所主。

　①水火兩氣，相輔相成─精氣支援心臟，化為熱能，反過來又促進腎臟對於精氣的吸取、儲存、轉化；

　②水火兩氣，相制相約─腎水上承，能使心火熱而不亢；心火下交，能使腎水行而不泛。

● **少陰之為病，脈微細，但欲寐。**

　①心腎兩虛─水火兩虛，不相促進，精氣不足，熱能亦不足，體力疲憊不堪、精神萎靡不振；

　②腎水獨虛─腎水不能上濟，心火熾張無制，會心煩不眠；

　③心火獨虛─心火不能下交，水邪泛濫，就會吐利、厥冷。

● **少陰─太陽相表裏**：

少陰的精氣 (水) 與熱能 (火) 不但在體內起到作用，也支援體表之陽，少陰實際上是太陽的底面。

　①熱能在體表活動，就是太陽；在體內活動，就是少陰。

　②受邪後，熱能充實，反應是表熱，就是太陽病；熱能不足，反應為裏虛，就是少陰病。

● **少陰表證**：

實際上是少陰裏病的前驅期，表現為惡寒、輕微發熱、脈沉。與太陽表症不同的是脈浮、頭項強痛。

主證	主方	備註
無熱、惡寒、脈沉	四逆湯	輕微發熱：發熱輕度，且發熱時間不長。少陰表症，裏病尚未出現。
發熱、脈沉	麻黃附子細辛湯	
延至二三日，發熱更輕，未有裏症	麻黃附子甘草湯	

● **水火兩虛：**

精氣、熱能兩不足，主表現：體力疲憊、精神萎靡、惡寒踡臥、表情淡漠、脈管細小、心臟搏動無力。

主證	兼證	病因	主方
脈微 自利而渴 只欲熱飲 小便清白 不赤	欲飲水自救	火虛→脈微、自利； 精虛→而渴	白通湯
	服湯反格拒不能吸收 厥逆、無脈、乾嘔、心煩	寒凝過重，產生身體對熱藥的格拒。	白通湯加豬膽汁、人尿
	久病久利，脈微澀、嘔而汗出、 屢屢入廁而下甚少	火虛→脈微、下利； 水虛→脈澀、所下甚少； 陰陽離決→屢屢入廁、嘔而汗出	溫灸升陽法，溫其上，灸百會

● **少陰火虛：**

心火不足，腎水尚有轉圜，故下利不渴、脈多沉遲、沉緊，而不微細、微澀。

主證	兼證	病因	主方	備註
下利不渴、脈沉遲、或沉緊	虛寒發展為全身症狀，如：手足厥逆、惡寒踡臥	心火不足，內生虛寒	四逆湯 (炙草爲君，溫中焦爲主)	少陰火虛算是太陰裏寒發展 **太陰裏寒：** 虛寒在消化道 **少陰火虛：** 虛寒在全身
	全身症狀嚴重，如：①脈微欲絕②四肢厥逆反周身汗出③格陽外熱，身反不惡寒	陽氣將滅，或即將脫散	通脈四逆湯 (乾薑爲君，回陽爲主)	
口中和，背惡寒；身體痛、手足寒、骨節痛、脈沉	陽虛濕停，濕遏胸陽；或腎陽虛兼脾濕，氣血被寒濕所阻	附子湯	乃少陰火虛兼脾虛夾濕，甚至土不制水，形成水氣。 **濕氣、水氣區分：** 有嘔、吐、下利、小便不利，就是水氣，反之則爲濕氣。
腹痛、小便不利、四肢沉重疼痛、下利	脾腎陽虛過重，形成水氣	眞武湯	

● **少陰水虛：**

水虛火不虛，脈主要表現沉細而數；又水不上承，心火獨熾，故舌赤少苔、心中煩、不得臥。主以黃連阿膠湯治之。

● **少陰經絡病及其他**

主證	兼證	病因	主方	備註
咽痛	二三日咽痛	邪中少陰則可能出現咽痛。 依咽痛、紅腫程度不同，有所區分	甘草湯 (少陰熱化)	手少陰心經上挾咽，足少陰腎經循喉嚨
	咽痛服湯不瘥，兼腫		桔梗湯 (少陰熱化)	
	咽中傷，生瘡、不能言語、聲不出		苦酒湯 (少陰熱化)	
	咽中痛，紅腫閉塞		半夏湯及散 (少陰寒化)	
	咽痛、胸滿、心煩…	下利導致津液下脫，虛熱循經上逆	豬膚湯	其支者，從肺出絡心，注胸中
下利帶血，又白凍似膿		寒濕鬱滯在小腸	桃花湯	少陰心經絡小腸

● 不是少陰病，卻有吐、利、厥冷…等少陰症狀者

主證	病因	主方	備註
吐利厥冷、煩躁欲死	寒濁阻塞胸膈	吳茱萸湯	
四逆、腹痛、泄利下重	陽被濕鬱	四逆散	
口燥、咽乾、自利清水、腹脹不大便	燥屎內結	大承氣湯	
手足寒、脈弦遲、嗢嗢欲吐、復不能吐	痰結胸中	瓜蒂散	
下利、咳而嘔、渴、心煩不得眠	濕熱內擾	豬苓湯	

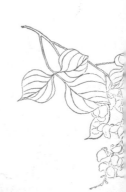

2-6　厥陰病

● 厥陰：

三陰中陰氣最少，爲兩陰交盡，即陰陽轉折點，有陰盡陽生、陰中有陽涵義；陰中之陽，貴在敷布，貴在條達，貴在生生不息。在人體指的是肝、心包二臟—心包能敷布，肝氣能條達，又生生不息，此陽即生氣勃勃的少陽。

● **厥陰之為病，消渴，氣上撞心，心中疼熱，飢而不欲食，食則吐蚘，下之利不止。**

1. 陽氣不能敷布，不能條達，則內鬱而成邪火

　→氣上撞心、心中痛熱的上熱下寒症；

2. 陽氣雖然不鬱，卻只消不長，不能生生不息

　→手足厥冷，或厥熱往來。

● **少陽、厥陰相表裏：**

陰、陽是互相消長、互爲進退的，其調整活動，在中醫歸納爲少陽、厥陰，若陰盡之前，仍屬厥陰；陽生之後，就屬少陽。

上熱下寒，厥熱往來，重點在內，就屬於厥陰；胸脅苦滿、寒熱往來，重點在外，就屬於少陽。所以厥陰病、少陽病皆屬相火爲病。

● **厥陰臟：**

肝、心包，「心包主絡所生病者，煩心、心痛」；「主肝所生病者，胸滿、嘔逆、飧泄」。

主證、兼證	病因	主方	條文、備註
消渴、心中疼熱 心中痛熱、焦灼攣急 舌紅少苔、欲飲消渴 氣上撞心 飢不能食、食則嘔吐 膈上有熱、伏於無形之寒	典型厥陰病，上熱下寒症 ①心包不能敷布心火，風煽火熾，獨盛於上； ②厥陰之陰，本就量少又被火灼； ③水虛不能涵木，肝氣因風而動； ④水虛不能涵木，肝氣凌胃克脾； ⑤火熾於上而不下達，肝氣又上逆。	烏梅湯	本症呈現風煽火熾，即論中所言「厥陰中風」 相火內鬱時，其脈必不浮。 若微浮，爲風火出表之意，不治亦可自癒 厥陰之爲病，消渴，氣上撞心，心中疼熱，饑而不欲食，食則吐蚘，下之利不止。
熱利下重	熱邪中於肝經，肝氣不能疏泄，挾膽火下迫廣腸所致。	白頭翁湯	熱利下重者，白頭翁湯主之。 下利欲飲水者，以有熱故也，白頭翁湯主之。
乾嘔、吐涎沫 衝頭作痛	寒邪中於肝經，不能化熱，肝氣挾寒邪上逆。 肝脈與督脈會於巔頂，所以寒邪又能衝頭作痛	吳茱萸湯	乾嘔、吐涎沫，頭痛者，吳茱萸湯主之。

| **胸脇煩滿、默默不欲食** 或指頭寒、心煩、不能食 或煩而躁、嘔吐、胸脇煩滿 或便膿血 | ①熱除：數日後小便清利色白、思食 ②手足厥：數日後熱不除，指頭寒 ③熱深厥亦深：煩而躁、嘔吐、胸脇煩滿 ④失治則熱盛灼陰：便膿血 | | 傷寒熱少、厥微、指頭寒、默默不欲食、煩躁。數日，小便利，色白者，此熱除也；欲得食，其病爲愈。若厥而嘔，胸脇煩滿者，其後必便血。 |

- **三陰比較：**

  消渴僅見於厥陰；便血僅見於少陰病移熱膀胱，而厥陰病中，便膿血、吐癰膿卻屢見不鮮。

太陰	爲盛陰，主津液	自利不渴	
少陰	陰較少，主精氣	渴，卻不至於消渴	
厥陰	陰最少，主榮血	消渴、便膿血、吐癰膿	厥陰病屬血液材質上出問題

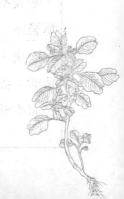

● **不屬於厥陰病的上熱下寒症：**

上熱下寒、厥熱往來是厥陰病的特點，卻不侷限於厥陰病本身。
如：

主證	病因	主方	備註
蚘厥 手足厥冷併嘔吐蚘蟲	蚘蟲上行入膈，是避寒就溫，蚘蟲上行入膈，又常使人心煩	烏梅丸	
久利	久利不止，可能使津脫於下，熱熾於上，促成上熱下寒症	烏梅丸	
寒格	治療不當，導致內寒格拒，食不得入	乾薑黃連黃芩人參湯	
泄利、唾膿血 大下後手足厥冷、泄利不止、咽喉不利、唾膿血	治療不當，下寒：大下後手足厥冷、泄利不止；上熱：咽喉不利、唾膿血	麻黃升麻湯	
腹中痛，而未殘泄；欲嘔吐，而不嘔吐；		黃連湯	縱使上熱下寒，未有手足厥冷症狀，即不稱為「厥」。

● **諸厥與厥熱往來：**

厥和厥熱往來常見於厥陰病，卻不一定是厥陰病；厥：陰陽之氣
不相順接，手足厥冷。依病因，分爲熱厥、寒厥兩種。

	主證	病因	治則	臨床常見
熱厥	手足雖冷，體溫卻高、舌絳、苔燥、小便赤澀、大便秘結…裏症	熱邪內結，陽氣內而不外，因而陰陽氣不相順接	或清或下忌發汗	傷寒、脈滑而厥，是裏有熱，宜白虎湯清之。手足厥冷，脈乍緊，心中滿而煩，飢不能食者，是痰結在胸中，當須吐之，宜瓜蒂散。
寒厥	體溫低於正常、不渴、小便清、惡寒踡臥 寒盛時，厥而下利、不能食 陽回時，厥退、利止、能食 陽回太過，手足發熱、癰膿、便膿血	寒邪深重，陽氣消而不長，因而陰陽氣不相順接 陽回太過，可能傷陰灼血	應溫而忌下	①血虛、表寒及裏寒諸厥 ②水飲及嘔噦諸厥 ③厥而下利

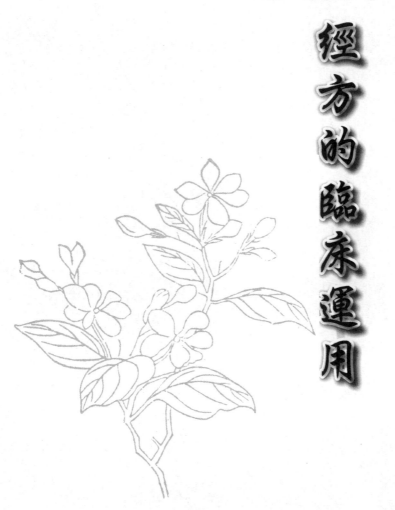

Part 3

經方的臨床運用

3-1　如何運用經方

經方的生命力，貴在臨床療效，其運用的思路和方法，在乎醫者在實踐中去摸索、去深化和總結，其方法如下：

一、正確理解原文：

應本於是否能指導臨床，服務臨床為原則。

要　點	備　註
1. 尊重原文本意	Ex.「太陽之為病，脈浮，頭項強痛，而惡寒」 →概括了表證的主要脈證，故有太陽病提網之稱，如此解釋足矣，無須作別的演繹。
2. 注重原文前後連貫	Ex.「脈浮者，病在表，可發汗，宜麻黃湯」和「脈浮而數者，可發汗，宜麻黃湯」 →不能認為有脈浮的、脈浮而數者的就用麻黃湯，而應當把「脈陰陽俱緊」，結合主證全面認定麻黃湯表實證的脈是浮緊而數，這才符合臨床實際，有指導意義。
3. 注意無方條文	Ex.「上焦得通，津液得下，胃氣因和，身濈然汗出而解」 →這是指服用小柴胡湯的療效而言，但如果把原文反其意，變成上焦不通，津液不下，胃氣不和，都是小柴胡湯的適應症，這樣領悟原文之意，小柴胡湯的臨床用途也就隨之擴大。 Ex.「病常自汗出者」與「病人藏無他病，時發熱自汗出…」 →這兩條實際是指桂枝湯的病機，臨床上凡常自汗出而藏無他病者，皆可用桂枝湯。

4. 抓住原文的對比分析	Ex.「桂枝本為解肌，若其人脈浮緊，發熱汗不出者，不可與之也。常須識此，勿令誤也」。 →這條原文，實際是指出桂枝湯的作用為解肌發汗，同時又提出與麻黃湯證鑑別，告訴大家從表虛、表實兩者對比，不要釀成失誤。

二、掌握病機辨證：

病機、辨證應是統一的，是選方關鍵。

1. 清代名醫喻嘉言教門人：

「先議病，後議藥」。所謂議病，實際上就包含病機與辨證。

方　劑	功　能	病　機	備　註
桂枝湯	有汗能收、無汗能發	營衛不和	─
五苓散	能治多尿和少尿	氣化不利	【遺尿】 1. 小兒： 　五苓散加味： 　茯苓 15g，白朮、澤瀉、豬苓、桂枝、遠志各 10g，菖蒲 6g。 2. 老年或女性： 　五苓散加味： 　茯苓 15g，芡實 20g，白朮 15g，豬苓、澤瀉、肉桂、益智仁各 10g。繼以金匱腎氣丸鞏固。 【說明】 　五苓散既可治少腹滿，小便不利，又可治少腹滿，小便自利，然其病機都是氣化不利。

真武湯	—	陽虛水停	病機所反映的主證，則有臟腑、病位的差異。 1. 肺： 　咳喘痰飲宿肺 　(如慢性支氣管炎、肺心病)。 2. 腎： 　水泛四肢浮腫 　(如腎炎水腫)。 【說明】 　　真武湯治慢性支氣管炎、肺心病、腎炎是臨床之常法，病名各異而病機則是一致的。

2. 六經病的病機系統，實際上是五臟、六腑、十二經絡的病機關係，應是病機辨證的統一整體。

　　Ex.【太陽表證】

　　實際就是肺合皮毛而主表的病機，太陽病在一定的意義上是指肺系病變。

　　如果只是狹隘地理解太陽病是小腸、膀胱的病變，那是片面的。

　　而應當從太陽所屬臟腑、經絡、氣化功能三者來統論太陽病的病機。

二、靈活運用方藥：

　　以病機爲基礎，佐以藥物性能、主治，選用適當類方加減。

要　點	備　註
1. 掌握主方， 　用好主方	六經病皆有自己的主方。 **1. 三陽病：** 　太陽病的麻桂兩方；陽明病的白虎、承氣；少陽病的小柴胡湯與黃芩湯。 **2. 三陰病：** 　太陰病的理中湯；少陰病湯的四逆湯；厥陰病的烏梅丸。 **【説明】** 　　這些主方都是以本經的臟腑功能、病機、主證為基礎而設立，其中任何一方都可演變出許多變方。所以，應對主方作全面的分析，以便靈活運用。如麻黃湯方中藥物的配伍，麻黃辛溫解表，但必須配桂枝才能發汗，否則，麻黃湯去桂枝，即三拗湯，只是宣肺止咳而不發汗，故有「麻黃湯中不能無桂枝」的說法。如果再深入言之，麻黃為氣分藥，桂枝為血分藥，兩藥合用有發汗之功，因為發汗的機制離不開「汗血同源」這個生理機制的緣故。
2. 剖析類方， 　結合臨床； 　熟悉加減， 　依證給藥	以經方歸類研究，有兩個好處： 一是能進一步研究經方的結構原理； 二是以方測證，並可以了解病機的演變。 臨床運用中，還應找出類方中的代表方。 Ex. 苓桂劑中的苓桂朮甘湯，可為此類方的首選方。 　用其治腦積水，可配補腎藥，或加瀉水藥；

	治肺心病，可合二陳湯，或配真武湯；
	治胃潰瘍、十二指腸潰瘍，可配六君子湯；
	治腸炎可合健脾行氣或固澀藥。
	若依組方原則看，陽虛者加附子；氣虛者加黃耆；脾虛者重用白朮；濕甚者蒼白朮同用。
	【補充】
	苓桂劑中有茯苓甘草湯、茯苓桂枝甘草大棗湯、五苓散、茯苓桂枝白朮甘草湯等，這些方的共同作用都能溫陽利水，補脾滲濕。
3. 經方亦可與後世方結合運用，有助於提高療效	1. 桂枝湯合玉屏風散： 治表虛自汗，或抵抗力差，經常感冒者是常法。 2. 芍藥甘草湯合四逆散： 治溼熱痹證。 3. 四逆散合小陷胸湯，或良附丸： 治胃脘痛。(如十二指腸潰瘍、淺表性胃炎、膽汁反流) 4. 柴胡加龍牡合甘麥大棗湯，或合百合知母地黃湯： 治更年期綜合症、精神抑鬱症、憂鬱症。 5. 當歸芍藥散合金鈴子散： 治婦人諸腹痛。(諸如附件炎、盆腔炎、子宮頸炎，只要有白帶增多者 (少數白帶不多) 用上方取效甚速，腹痛甚者加台烏藥、艾草，伴腰痛者加杜仲、續斷、鹿角霜，白帶清稀量多加芡實、萆解；宮頸糜爛甚者加十大功勞、野菊花，或用五味消毒飲加十大功勞、土茯苓煎水坐浴薰洗。)

3-2　經方與時方的配合運用

　　所謂經方即屬傷寒雜病論所提之方，又稱古方，而時方則是後世所發展出來的方劑，二者本應無衝突，唯其理念堅持之不同而異；今天健保制度之下，以科學中藥為健保支付的前題下，特提出以下以經方的堅持加上時方的創新，希望可提供讀者一番新的思考，以突破治療的瓶頸。

主　證 (病機)	接　軌	備　註
1. 溼熱上蘊、氣郁火結	三仁湯＋梔鼓湯	針對溼鬱化熱的失眠及精神抑鬱
2. 溼熱咳喘	甘露消毒丹＋麻杏薏甘湯	對痰黃粘盛的咳喘效佳
3. 食滯傷胃、中焦溼濁不化	大黃黃連瀉心湯＋平胃散	有納呆、嘈雜、胃悶痛的症狀
4. 腳攣急	芍藥甘草湯＋羚羊角、鉤藤	常用於癲癇、中風的病人
5. 胸脅苦滿	小柴胡湯＋越鞠丸	兒科中的消化不良常用
6. 胸滿心悸氣沖、心煩少寐嘔泛欲吐	苓桂朮甘湯＋溫膽湯	針對失眠、嗜眠、精神不濟、頭昏、眩暈的症狀
7. 肝氣郁阻經絡	四逆散＋二陳湯或黛蛤散或四磨飲子或金鈴子散	針對脇肋痛悶、痰梗咽中痛的症狀

8. 心動過緩	麻黃附子細辛湯＋菖蒲鬱金湯或桃紅四物湯。	針對心臟衰竭、肺心症、肺水腫的病人
9. 解肌驅風，調和榮衛，「發汗而不傷正，止汗而不留邪」有滋陰和陽，雙向調節的治療作用。	桂枝湯＋玉屏風散	對畏風怕冷，動不動即感冒的老人、小孩可長期服用
10. 瘀血發生的各種疼痛	桂枝湯＋桃紅四物湯	針對婦女痛經，月經愆期，經來夾有紫黑血塊，以及腰腿、小腹疼痛等症。
11. 「肝硬化腹水」實證	桂枝湯減甘草＋消水丹	消水丹→甘遂，沈香，枳實，琥珀，麝香。
12. 「鼻淵」，流黃濁涕，鼻塞不通，打嚏不休。	麻黃湯＋蒼耳子散	用小劑麻黃湯宣散肺經風寒、開竅利鼻兼有「減敏」之功；接軌用蒼耳子散疏解足陽明胃經之寒熱邪氣，而有驅邪與「透腦止嚏」的功效。

13.過敏性鼻炎：打噴嚏，流清涕，形同清水，涓涓而下，毫不黏著。	麻黃附子細辛湯＋蒼耳子散 或 小青龍湯＋蒼耳子散	常用於老年之體，陽氣衰微，陰氣用事。
14.心臟病的心律過緩，而脈來遲，兼見心悸氣短，胸滿背寒等證。	麻黃細辛附子湯＋生脈飲	可用於心絞痛、心律不整的病人
15.能滋補肝腎，治腰膝酸軟，頭目眩暈，耳鳴耳聾，盜汗遺精，骨蒸潮熱，舌紅脈細等證。	麻黃湯＋六味地黃湯	六味地黃湯下滋腎水；麻黃湯則能宣肺鼓舞足太陽膀胱之氣互相溝通，行使主宰津液與氣化出納的作用。
16.疏肝和胃，解鬱發結，暢行三焦滯結，無往不利。	小柴胡湯＋越鞠湯	小柴胡湯善治兩脅苦滿，疏利肝膽之鬱，而側重於「橫」。越鞠丸暢氣舒胃，善治胸脘痛悶，而側重於「縱」，而縱橫捭開
17.治療噎膈，食物梗噎，下行不順，或發噯氣，或作疼痛，或食入反出等證。	小柴胡湯＋啓膈散	啓膈散：『醫學心悟』沙參、丹參、茯苓、川貝、鬱金、砂仁、荷葉、杵頭糠

18.燥濕運脾，行氣導滯。平胃中之腐，消脘腹之脹滿，對嘈雜反酸，惡心嘔吐，心下痞滿，凡舌苔白厚膩者，其療效如神	小柴胡湯＋平胃散	此即柴平湯，常用於因情緒緊張，嗜食生冷所導致的胃部或腸的疾患。
19.風寒暑濕雜邪，山嵐嶂氣，內傷飲食，憎寒壯熱，實痛嘔逆，胸滿腹脹，痰嗽氣喘，霍亂吐瀉，瘧痢，不服水土。	小柴胡湯＋藿香正氣散	以小柴胡湯解肝炎之毒熱，以藿香正氣散芳香化濁醒脾運濕，治黏膩難退之邪
20.清膽和胃，除痰止嘔，治痰熱擾動之心煩不寐，胸滿，口苦，驚悸等證。	小柴胡湯＋溫膽湯	肝膽氣鬱，化火生痰，痰火擾心，神魂不安之證。
21.木火刑金，咳痰帶血，咽喉不利，頭暈耳鳴，胸脅作痛，每見於婦女，服之多效。	小柴胡湯＋黛蛤散	針對慢性咽喉炎、慢性鼻咽炎、慢性扁桃體炎、鼻甲腫等症
22.三甲散脫胎於《金匱》之鱉甲煎丸。具有軟堅消癥，治療肝脾腫大，兩脅痞堅，絡脈瘀阻，氣血瘀滯等證，須久服而方有效。	小柴胡湯＋三甲散	三甲散組成：鱉甲、龜(板)甲、穿山甲、蟬蛻、牡蠣、當歸、白芍、甘草、䗪虫。

23.疏肝清熱，理氣止痛。治療肝氣郁滯，氣郁化火，血氣凝澀，而發生胸脅疼痛，胃脘悶痛，疝氣疼痛，婦女痛經等。	小柴胡湯＋金鈴子散	金鈴子散： 川楝子、延胡索
24.止痛與利氣的作用	小柴胡湯＋顛倒木金散「顛倒木金散」組成：木香、鬱金。	可以根據氣血症狀的表現，來調整木香與鬱金的劑量大小，所以叫做「顛倒木金散」。
25.下降逆氣，順氣扶正，治療正氣素虛，而又肝氣橫逆，上犯肺胃而見氣逆喘息，胸膈不舒，煩悶不食等證。	小柴胡湯＋四磨飲子「四磨飲子」組成：人參、檳榔、沉香、烏藥。	疏氣者肝，行氣者肺，納氣者腎，升降氣機之樞，而又在於脾。治當疏肝和胃，補脾納腎最緊要。
26.補血養肝，治療婦女血虛造成的月經不調，頭目眩暈，偏頭作痛，臍腹疼痛，崩中漏下。	小柴胡湯＋四物湯	小柴胡湯治在氣分而不涉及血分，如果病情由氣分至血分，而出現陰血不足的手麻頭暈、腰腿酸軟、心煩少寐、下午低燒、脈來弦細，則可用此合劑。

27.少陰心、腎之陰不足，陰虛於下，不能上濟心火，則形成心腎水火不交的病理局面。火炎於上，則可耗陰動風；水虛於下，則可使肝腎之陰不滋，所以出現心煩少寐，而舌麻腿顫。	黃連阿膠雞子黃湯＋六味地黃湯。	瀉南補北，抽離填坎 若沒有雞子黃，可用生地代之
28.婦女更年期綜合徵：情志鬱悶，動輒鎮靜、瀉火安神，加上西藥鎮靜，使患者暈暈然不得安定。	小柴胡湯＋甘麥大棗湯 或＋酸棗仁湯 或＋溫膽湯	使之木鬱則達，肝膽舒暢，肝脾得和。
29.老年慢性支氣管炎	桂枝湯＋二陳湯	用藥應表裡兼顧
30.肺氣腫	1. 桂枝加厚朴杏子湯＋二陳湯 2. 苓桂朮甘湯＋葶藶大棗瀉肺湯或＋眞武湯	以補爲攻，七分扶正，三分攻邪，溫補肺氣
31.虛人外感：表虛肺衛不足，免疫功能低下。	桂枝湯＋玉屏風散	常用於易外感、常感受風邪之虛人。

32.風濕熱痺證：腰腿痛，關節紅腫熱痛，坐骨神經痛等。	芍藥甘草湯＋四妙散	
33.腎結石	芍藥甘草湯＋四金湯 「四金湯」組成： 鬱金，炒內金，金錢草，海金沙	活血行水，消石散結，治尿路系統結石，頗具療效。
34.肝胃不和、寒鬱氣滯的胃脘痛。	四逆散＋良附丸 「良附丸」組成： 高良薑、香附、薑汁	臨床常見於：胃竇炎、淺表性胃炎、胃和十二指腸潰瘍。

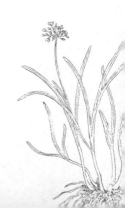

3-3　桂枝類方的運用

【桂枝】樟科植物肉桂的嫩枝。

　　肉桂樹又稱爲桂樹，每年中秋時節開花，其花呈黃色的叫金桂，紅色的稱爲丹桂，白色的稱爲銀桂，花香清幽，沁人肺腑。

　　肉桂主產于越南，在熱帶雨林中，樹齡數十年或數百年者，稱爲神桂，視若珍寶，多須報官上貢。據說，當年國家專控肉桂採集，欲上山採桂者，必先納銀五百兩，然後給票聽入。既入，惟恐不得償所費，遇桂雖如指大者，亦砍伐不遺，故無複遺種矣。(清·趙翼《簷曝雜記》) 大陸的廣西、廣東、雲南等地也多出產。尤其是廣西，爲肉桂樹的原產地，桂林即因儘是桂樹而得名。

　桂皮，以皮細肉厚，斷面紫紅，油性大，香味濃郁，味甜微辛，嚼之少渣者爲佳。清人筆記《浪跡叢談》中記載：「肉桂之上品，其油飽滿，其皮不及分，稍觸之，油即溢出，所以稱爲肉桂。有一客僅得二寸許眞肉桂一塊，包以油紙，藏於荷包中，滿座皆聞其香。適與一人對坐。聞噎膈之聲不絕，詢其患此已兩年餘，乃出荷包中所藏，自以小刀削下約四分許，以開水沖半杯令服下，須臾噎聲頓止」。

藥證——**桂枝是平沖定悸藥。**

　　　　　主治氣上沖而脈浮弱者，兼治自汗惡風。

應用——以**心動悸**爲主訴的疾病，如心臟瓣膜病、心律失常、心肌炎等，常配伍甘草、龍骨、牡蠣、芍藥、黨參、麥冬、五味子等。

　　　　　方如**桂枝甘草湯、桂枝加桂湯、桂枝加龍骨牡蠣湯、炙甘草湯**等。

——以**腹痛**為主訴的疾病，如消化道潰瘍、胃痙攣、不完全性腸梗阻等，常配伍芍藥、大黃、甘草等。

方如**桂枝加大黃湯、小建中湯**等。

——以**脈浮弱**為特徵的疾病，如低血壓、低血糖等，常配伍甘草、芍藥、大棗、人參、黃耆、飴糖等。

方如**小建中湯、黃耆建中湯**。

——以**自汗惡風**為特徵的疾病，如貧血、植物神經功能紊亂、肺結核等，常配伍芍藥、黃耆、茯苓、大棗、甘草等。

方如**黃耆建中湯、桂枝加龍骨牡蠣湯**。

參考——**動悸感**是重要指徵。失眠、自汗、盜汗、腹痛均可治療，但伴有悸動感者，最有效果。

——桂枝證的出現，與**大量出汗**有關。

——**桂枝體質**：患者膚色白而缺乏紅光，皮膚濕潤而不乾燥，體型偏瘦者多，肌肉比較堅緊，一般無浮腫，腹部平，腹部肌肉較硬而缺乏底力，如同鼓皮，嚴重者腹部扁平而兩腹直肌拘急。

——**桂枝舌**：舌質淡紅或暗淡，舌體較柔軟，舌面濕潤，舌苔薄白。如果舌紅而堅老，或舌苔厚膩焦黃者，或舌質紅絳無苔者，則桂枝一般不宜使用。

【桂枝湯】

桂枝 (溫、辛甘)，芍藥 (微寒、苦酸)，炙甘草 (微溫、甘)，生薑 (溫、辛)，大棗 (溫、甘)

性味&組合原則：

諸藥合用具有辛甘苦酸四味 (陽中有陰，剛中有柔，攻中有補，

發中有收)

1. 桂枝配甘草入生薑，辛甘溫養陽氣，亦即辛甘化陽之意。

2. 芍藥伍甘草人大棗，酸甘滋養陰血，亦即酸甘化陰之義。

功能：

　　滋陰和陽，調和營衛，解肌發汗 (無汗能發，有汗能收)

1. 培養汗源，取正汗以祛邪汗

　培補中焦，興奮胃氣之功。穀氣旺盛，汗源則充沛。所以說服桂枝湯後所取之汗是正汗，正汗出而營衛不和的邪汗自止，這是符合病機的。故方後有「…服已須臾，需啜熱稀粥一升餘，以助藥力」。

2. 臨床上桂枝湯具有解熱、抗變態反應、抗炎、鎮痛、鎮靜、健胃等作用，特別應說明的是，桂枝湯對機體的作用絕不是單一的、局部的，而是調整包括神經、血管、免疫系統在內的機體的整體機能。這就是中醫所說的「調和營衛」。營者，營養全身的精微之陰氣；衛者，機體防禦、衛外的陽氣。營衛調和，則機體強健，不易患病，汗出正常；反之，則自汗，盜汗，惡風，怯冷，易感冒，易致病。可見營衛兩氣，相當於機體的平衡系統與防禦系統，在維持機體的健康中起著十分重要的作用。而調和營衛的桂枝湯的重要作用也隨之可見了。所以桂枝湯常作為調理方，而廣泛應用於臨床各科。

禁忌：

桂枝下咽，陽盛則斃——指桂枝湯全方而言；

　酒客不可用桂枝湯——本方有辛溫助陽、攻中有補的作用，故溼熱
　　　　　　　　　　　蘊中，陽熱內盛者不宜。

【本證】太陽表虛證

條文：

「太陽中風…嗇嗇惡寒，淅淅惡風，發熱，鼻鳴乾嘔者，桂枝湯主之。」

「太陽病，頭痛發熱，汗出惡風者，桂枝湯主之。」

「太陽病，發熱汗出，惡風，脈緩者，名曰中風。」

綜合上述可知，桂枝湯必須具備頭痛、發熱、惡風寒、自汗出、脈浮緩、舌苔薄白等主症。

指證 *1*.：

桂枝湯證由三類症狀組成：

1. 自汗，惡風，發熱或自覺熱感；
2. 上沖感，動悸，肌肉痙攣拘急；
3. 脈浮，或虛、或緩、或緩、或大而無力，舌質淡紅或淡黯，苔薄白。

　自汗——是指自動出汗，雖氣候不炎熱，也不運動，也未服發汗藥物而依然汗出者。

　惡風——指對風冷過敏，在溫暖的居室或多加衣服可以緩解；

　發熱——可以是體溫升高，也可以是自我感覺周身發熱。

　以上三種症狀單獨出現時，不能說是桂枝湯證，但三者同時出現時，對診斷桂枝湯的意義極大。

指證 *2*.是精神神經機能虛性興奮的表現。

　上　沖　感——包括昏暈、烘熱、面紅、失眠、多夢、胸腹有氣上沖感、臍腹部的搏動感等症狀；

肌肉痙攣——拘急包括胃腸痙攣性的疼痛、腹直肌拘急、四肢肌肉拘
　　　　急疼痛等症狀。

脈　　　浮——指脈搏輕按即得，十分明顯，臨床可以發現體型偏瘦的
　　　　患者一般多出現種脈象。桂枝湯證的脈象不僅浮，而
　　　　且常并見緩象，即和緩不數，或并見虛象，即按之少
　　　　力或無力，有時也可見虛數脈象。

比較：

　　從中醫的角度來看，桂枝湯證是表虛證的典型表現。表與裏相對
，虛與實相對。表裏是指病位。病在身體軀殼爲表，汗腺、皮膚 及皮
下組織、關節、上呼吸道的病變多表現爲表證，發熱、惡風寒、無汗
或汗出異常、身體痛、脈浮、苔薄等。病在內臟爲裏，消化、心血管
、內分泌、血液、中樞神經等系統的病證多表現爲裏證，症狀爲便秘
或腹瀉腹痛、精神萎靡或煩躁不安、身熱渴或肢冷畏寒、脈沉，苔白
厚舌紅。

【兼證】

證型	方　劑	備　註
兼項強證	桂枝加葛根湯	1.「太陽病，項背強几几，反汗出惡風者，桂枝加葛根湯主之」的意思。 **2. 本方加生黃耆、薑黃、秦艽、藁本——治療頸椎增生症。**
兼喘證	桂枝加厚朴杏仁湯	1.凡宿喘之人，多有肺氣不足，新感風寒，可以用桂枝加朴杏湯主治。 2.《傷寒論》：「喘家作，桂枝湯加厚朴、杏子佳。」但應明確，本方用於**喘家**，應有**表虛證**悉俱，如系表實兼喘則無效。

		3. 與小青龍湯比較：小青龍湯寒水射肺，有飲邪可徵；桂枝加厚朴杏仁湯以喘爲著，但有表虛諸症。
兼風濕證	桂枝附子湯 即桂枝湯去芍藥加附子，且附子用量 (三枚) 特大	1. 《傷寒論》：「傷寒八九日，風濕相搏，身體疼煩，不能自轉側，不嘔不渴，脈浮虛而濇者，桂枝附子湯主之。」這是太陽病的範疇，屬雜病範圍。《內經》稱爲痹證。日本丹波元堅：「風非中風，蓋總括風寒之辭。」體現了《素問·痹論》：「風寒濕三氣雜合至而成痹」的意思。 2. 本方即桂枝湯去芍藥加附子，且附子用量 (三枚) 特大，旨在驅散寒濕以鎮痛，有別於回陽救逆的附子之用法。 3. 若「骨背疼痛，掣痛不得屈伸，近之則痛劇」的風濕留著於關節證，則用甘草附子湯 (甘草 附子 白朮 桂枝)，溫經散寒以定痛。
兼鬱熱證	**輕者：** 桂枝二越婢一湯 **重者：** 大青龍湯	1. 《傷寒論》：「太陽病，發熱惡寒，熱多寒少…宜**桂枝二越婢一湯**。」此即太陽表邪未解，因循失汗，裡熱已成。究其病機應屬表實內傳陽明，故必有口渴、心煩、舌苔薄黃、脈浮數等症。 2. 若與大青龍湯比較，病機大致相同，且兩者的禁忌一樣。所不同者僅病勢在輕重之別，應仔細明辨。

| 兼陽虛證 | 桂枝甘草湯＋枳實瓜蔞薤白半夏湯
桂枝加附子湯 | 1. 本證是表虛證的常見證，柯韻伯說：「**太陽病…虛則易陷少陰**」，證之臨床確實如是。
2. **桂枝甘草湯：**
治表病汗不如法，損傷心陽以至心下悸欲得按。
桂枝甘草湯＋枳實瓜蔞薤白半夏湯：
治胸痺短氣，屬痰濁阻心陽者。
桂枝加附子湯：
治「發汗，遂漏不止，其人惡風，小便難，難以屈伸」的表邪未解，衛陽已虛之證。
桂枝加桂湯：
治燒針令汗發奔豚，屬心陽損傷，寒氣乘虛上犯證。其實，未經發汗，素稟陽氣不足而見「氣上衝」者，用之亦驗。 |
| 兼營虛證 | 桂枝新加湯 | 1. 《傷寒論》：「發汗後，身疼痛脈沉遲」的汗多傷營血證，用新加湯主治。因為桂枝湯原方旨在調和營衛，但由於汗出過多而使營血耗損過甚，故加芍藥以滋養營血，復加人參以補汗後之虛，所以能治營血失養的身痛證。
2. **桂枝新加湯：**
治營血失養的身痛證（偏重**營弱**）。
補中益氣湯加桂枝：
治氣虛感冒身痛（偏重**氣虛**）。 |

兼裡實證	桂枝加大黃湯	1. 本太陽病下後大實痛，是因腐穢積滯於腸胃，其病屬實，用桂枝加大黃湯除邪止痛。 2. **桂枝加大黃湯：** 腹痛，症見脈沈實，按之痛不止。 **桂枝加芍藥湯：** 腹滿，屬陽邪下陷，脾氣不和。

【變證】

　　與兼證稍有不同，其所同者是表虛的變證，雖以桂枝湯法，而易桂枝湯之方。

證型	方劑	備註
陽虛停水證	苓桂朮甘湯 苓桂棗甘湯 桂枝去桂加苓朮湯	1. **苓桂朮甘湯** (健脾利水以化飲)： 治療頭眩、心下痞滿：證屬脾胃中陽不足，水氣內停，蒙閉清陽，有形之飲停聚中焦。 2. **苓桂棗甘湯** (利水氣、平衝逆)： 治療因汗後欲作奔豚，其人臍下悸：證屬心陽不足，下焦水氣偏勝。 3. **桂枝去桂加苓朮湯** (爭議多)。
中陽不足證	小建中湯	1. 《傷寒論》：「傷寒二三日，心中悸而煩者，小建中湯主之。」，《醫宗金鑑》：「心中悸而煩，必其人中氣素虛。」故用小建中湯補虛建中。

		2. 因為甘藥之用，足以滋養脾胃，生長營血，所謂「肝得之而木氣疏和，心得之而火用修明」，所以土虛木旺、木抑土中的「腹中急痛」，以及中氣素虛的「心悸而煩」兩者都能獲效。

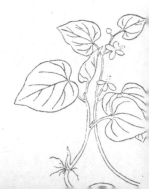

3-4　麻黃類方的運用

【麻黃】麻黃科植物草麻黃、木賊麻黃的乾燥莖枝。

　　麻黃呈黃綠色，氣微香，味苦澀，主產於我國北方的大部分地區。外表有細縱走稜線，手觸之微有粗糙感，故名麻黃。麻，指表面不光滑。舊時謂粗糙不平者為麻。對於麻黃名稱的來歷，民間還流傳著一段傳說：相傳麻黃原來的名字叫做無葉草，因為它莖枝細長，有節如竹，葉片退化，只有少數膜質鱗葉。用這種草治病，其根和莖的作用不同，莖能夠發汗，而根卻用以止汗，一旦混用，就會造成麻煩。果然有個醫生在治療一個體虛出汗的病人時，混淆了「發汗用莖，止汗用根」的原則，竟讓病人服用了大量的莖枝，結果虛汗未止，反而大汗淋漓，筋惕肉瞤，最後亡陽而斃命，惹出了很大的麻煩。人們為了記取這一教訓，便把無葉草改名為麻煩草，又因為麻煩出在莖枝上，而莖色黃綠，故此後又改名為麻黃。

藥證——**麻黃是傳統的發汗、平喘、利水消腫藥。**

　　　　　主治無汗而腫，首先是腫，其次是無汗。

　　　　　兼治咳喘、骨節痛、發黃。

應用——以**水腫**為主訴的疾病，如腎病、黏液性水腫、血管神經性水腫、或配伍石膏、白朮、甘草，或配伍黃耆、防己等。

　　　　　方如**越婢湯、防己黃耆湯、麻黃連翹赤小豆湯**等。

　　——以無汗為特徵的疾病，如風寒感冒、瘡毒初起、皮膚病等，常配伍甘草、桂枝等。

　　　　　方如**麻黃甘草湯、大青龍湯**等。

　　——以精神萎靡、反應遲鈍為特徵的疾病，如心動過緩、嗜睡、陽痿、脫肛、子宮脫垂、不射精等，常配伍附子、細辛等。

　　　　　方如**麻黃湯、麻黃附子細辛湯**。

——以咳喘爲主訴的疾病，如支氣管炎、支氣管哮喘等，常配伍
杏仁、甘草、厚朴、半夏、細辛等。

方如**三拗湯、小青龍湯、麻杏甘石湯**等。

——以**鼻塞**爲特徵的疾病，如急慢性鼻炎、過敏性鼻炎等，常配
伍防風、黃耆、甘草、細辛等。

方如**玉屏風散加味 (加麻黃)、小青龍湯**等。

——以**關節疼痛**爲主訴的疾病，如風濕性關節炎、急性腰扭傷、
腰椎間盤脫出等。

方如**麻黃附子細辛湯、麻黃湯**等。

參考——**麻黃體質**：「濕家」。患者面色黃暗，皮膚乾燥且較粗糙，
肌肉鬆浮，具浮腫傾向。惡寒喜熱，易於著涼，著涼後多肌
肉酸痛，無汗發熱；易於鼻塞、氣喘；易於浮腫，小便少，
口渴而飲水不多。身體沈重，反應不敏感。舌體較胖，舌苔
較厚，脈浮有力。

——麻黃的**用量很難統一**。有人認爲麻黃成人不能用超過 15 克，
但有人用量大大超過 15 克，臨床上常用一錢到三錢。

——麻黃用量過大或誤用，易引起心悸、氣促、失眠、煩躁、汗
出、震顫及心絞痛發作、血壓升高等；嚴重中毒時可引起視
物不清、瞳孔散大、昏迷、呼吸及排尿困難、驚厥等；可死
於呼吸衰竭和心室纖顫。麻黃的中毒量爲 30–45 克。但久煎
可減輕副作用。

——臨床使用麻黃或麻黃劑，應注意麻黃體質是否存在。若肌肉
堅緊，平素惡熱多汗者，雖有喘咳、身痛、黃疸等，也不可
輕易使用麻黃劑。另外，脈軟、血壓高、心功能不全者，亦
要慎用。

【麻黃湯】

組成：

麻黃：辛溫發散，宣肺解表

桂枝：增強麻黃發汗之功

杏仁：利肺氣止喘

甘草：緩和諸藥

功能：

　　解散表邪，宣肺平喘。主治表寒證的惡寒、發熱、無汗、脈浮緊。

指證：

麻黃湯證由三類症狀組成：

1. 惡寒發熱、頭痛身痛；

2. 無汗而喘；

3. 脈浮緊、舌暗淡。

　　　　惡寒——與桂枝湯的惡風不同。惡風是對風冷過敏，遇風則自
　　　　　　　覺怕冷，若覆被或移至溫暖處則沒有這種感覺。惡寒
　　　　　　　是體溫升高前的寒冷感，雖覆被加衣不解，且惡寒必
　　　　　　　伴發熱。

　　無汗而喘——麻黃湯證無汗而患者皮膚乾燥，可與桂枝湯證自汗而
　　　　　　　皮膚濕潤的患者鑒別。又，張仲景用「而」字將「無
　　　　　　　汗」和「喘」相連接，強調了在麻黃湯證中這兩個是
　　　　　　　必須並見的。

　　　脈浮緊——是指用指尖輕按即得，且搏動有力，表明機體的抵抗力
　　　　　　　處在一種亢盛的狀態。

　　　舌暗淡——表明機體無內熱。

禁忌：

非表證或津液虧損者宜禁。

1. 陰虛——咽燥、淋瘡、衄、亡血、尺中脈遲。

　　陽虛——汗家、胃寒中冷、尺中脈微。

2. 一般來說，消耗性疾患、出血性疾患、高血壓、缺血性疾患，以及平素體弱多病者、年老體衰者、產後多汗者，不主張應用本方。

【麻黃類方】 舉例如下：

　　麻黃湯、大青龍湯、麻杏甘石湯、小青龍湯、麻黃附子細辛湯、麻黃附子甘草湯以及麻黃加朮湯。

大青龍湯&麻杏石甘湯：

方劑	組成	主治	差別
大青龍湯	麻黃湯加石膏 雞子大、生薑、大棗	寒邪鬱熱	1. 寒熱的輕重 2. 石膏用量多少 （大青龍湯石膏用量較小）
麻杏甘石湯	麻黃湯去桂枝加石膏 250g	寒邪化熱	

方證的演變過程： 麻黃湯→大青龍湯→麻杏甘石湯→白虎湯 (由風寒實證→風寒郁熱→寒熱夾雜→純熱證)。

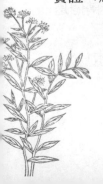

三拗湯&麻黃湯

方劑	組成	主治	症狀
三拗湯	麻杏草	寒邪閉鬱、肺氣不宣	以咳嗽爲主，不發熱惡寒 感寒暴喘、日久咳嗽
麻黃湯	麻桂杏草	風寒侵犯太陽之表而表實	惡寒、發熱、無汗、脈浮緊

附註：三拗湯主治症狀以咳嗽爲主，其作用宣肺止咳、無須發汗。

大青龍湯&小青龍湯

方劑	組成	主治
大青龍湯	麻黃 桂枝 甘草 **生薑 杏仁 石膏**	表寒裏熱的**表寒鬱熱證**
小青龍湯	麻黃 桂枝 甘草 **乾薑 細辛 半夏 芍藥 五味子**	外有表邪，內有水飲的**表寒裏水證**

小青龍湯：外有表寒、裡有水飲的寒飲宿肺證首選方。

　　本方的組成，乃取麻、桂二方之意，加入溫肺化飲藥而成。共同組成發中有收，攻中有守的方劑。

麻桂的宣散：發散解表　宣肺以平喘

薑辛的溫散：既溫且散

芍味的酸斂：芍藥、五味子防止麻桂薑辛宣發太過

半夏：降逆除痰

甘草：調和諸藥

其中，薑、辛、味、半夏是治寒飲的要藥

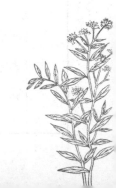

　　而小青龍湯證兼有裏熱時，亦可加入石膏，使之溫清並用，以達水熱俱去的目的

麻黃附子甘草湯&麻黃附子細辛湯：兩方皆主治表兼裏虛證

麻黃配附子：溫經發表，發中有補，發表而不傷陽

　　配細辛：表散之力更甚

　　配甘草：發散之力更微

麻黃加朮湯&麻杏薏甘湯

方劑	組成	主治
麻黃加朮湯	麻黃湯加白朮	風寒濕證
麻杏薏甘湯	麻黃、杏仁、薏苡仁、甘草	風濕熱證

【病機證候】

證候	病機	症狀	主治方劑&作用
表寒實證	風寒病邪鬱遏人體之表，正氣抗邪有力	**惡寒**、發熱、頭身腰骨節疼痛	麻黃湯 (開表發汗，峻汗以祛邪)
	寒邪鬱熱	發熱惡寒、身體疼痛、不汗出而**煩躁**	大青龍湯 (發汗解表，兼清裏熱)
	寒邪化熱 表寒鬱熱，內迫肺氣	喘而汗出，汗出必不透、身熱不明顯 兼證多有煩渴、舌苔薄黃、脈浮數	麻杏石甘湯 (解表宣肺，而清裏熱)

表兼濕熱證	風寒濕痹	**身煩疼** (濕邪在表)、明顯的沈重感頭重鼻塞、舌苔白膩、脈象浮緊	麻黃加朮湯 (用麻黃湯以祛散風寒，加白朮燥濕)
	風濕熱痹	身痛較輕、發熱日晡為甚 (濕有化燥化熱傾向) 舌苔白黃相兼而膩、脈浮數	麻黃杏仁薏苡甘草湯 (麻黃湯去桂枝加薏仁，且原方藥量較輕，甘草又倍於麻黃，目的在於小發汗以祛散風濕；使麻黃湯發散風寒轉變為驅散風濕熱的方劑)
表兼裏水證	外有表寒，裏有水飲 (內有宿飲外感寒邪，傷及皮毛而閉肺氣)	發熱不渴、惡寒、咳喘痰多而清稀 舌潤滑、脈浮緊	小青龍湯 (解散表寒，溫化裏水)
痰飲裏水不兼表證	溫肺化痰滌飲	咳逆倚息，短氣不得臥 屬於痼疾，而無形寒可徵 或兼頭眩胸悶，咳嘔痰水 舌白口淡，脈象弦滑	苓甘五味薑辛半夏湯之類方

表兼裡虛證	寒束於外，陽虛於裏 正氣虛弱抗病力差	夢遺、滑精、性交之後感寒 外感發熱，其脈必不浮而沈	麻黃附子細辛湯 (寒盛者：急汗法) 麻黃附子甘草湯 (寒較輕：緩汗法)

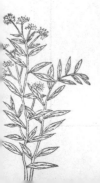

3-5　柴胡類方的運用

【**柴胡**】爲傘形科植物北柴胡和狹葉柴胡的根或全草。

　　飲片有北柴胡、南柴胡之分。

　　北柴胡主產於遼寧、甘肅、河北、河南等北方地區，以根入藥，常於秋季採集，又有秋柴胡之名；又其藥材根頭澎大，少彎曲而質較韌，不易折斷，故稱硬柴胡。《本草彙言》：「如《傷寒》方有大、小柴胡湯，仲景氏用北柴胡也」。

　　南柴胡主產於大陸南方的四川、湖北、江蘇等地，其根與北柴胡相比較細，多彎曲不直，質地嬌軟，故稱軟柴胡、細柴胡。

　　馬王堆帛書《五十二病方》中就有用單味柴胡治療頭痛的記載。《神農本草經》謂柴胡：「主心腹，去腸胃中結氣，飲食積聚，寒熱邪氣，推陳出新」。

藥證——柴胡主治往來寒熱和胸脅苦滿。

應用——配伍黃芩、半夏、生薑、大棗：主治往來寒熱，胸脅苦滿，
　　　　　心煩喜嘔等。

　　　　　方如**小柴胡湯、柴胡加龍骨牡蠣湯、柴胡桂枝湯、柴胡加芒
　　　　　硝湯**。

　　　　——配伍芍藥、枳實：主治往來寒熱而口乾渴者。

　　　　　方如**柴胡桂枝乾薑湯、柴胡去半夏加栝蔞湯**。

　　　　——配伍桂枝、甘草：主治發熱或往來寒熱，胸脅苦滿，關節痠
　　　　　痛，四肢冷而悸者。

　　　　　方如**柴胡桂枝湯、柴胡桂枝乾薑湯、四逆散加減**。

參考——柴胡體質：患者體型中等或偏瘦，面色較暗黃，或青黃色，
　　　　　或青白色，缺乏光澤。肌肉較堅緊，舌質不淡胖，舌苔正常

或偏乾。主訴以自覺症狀爲多，對氣溫變化反應敏感，情緒波動較大，食慾易受情緒的影響。女性月經週期不準，經前多見胸悶乳房脹痛結塊等。

——**柴胡帶**：指柴胡證在體表反應出的部位。中醫常用「少陽經的循行之地」，或「肝經之分野」等描述之。包括胸脅部、肩頸部、頭額部、腰跨及少腹部、腹股溝等，以身體的側面爲主。

——**要配伍**：傳統極少單味使用。與之相配最多的是甘草。《傷寒論》中小柴胡湯條下有諸多加減條文，其中不能減去的藥物，除柴胡以外，就是甘草。可以說，小柴胡湯的核心是柴胡和甘草。除甘草以外，黃芩、半夏、黨參、生地、白芍、連翹等也是常用的配伍。

——**用量講究**：柴胡大量 (15 克以上) 治療往來寒熱，小量 (10克以下)用於胸脅苦滿。另一說：柴胡用大量是用於小柴胡湯本證 (少陽證)；用中量是在太陽病已傳少陽，但太陽證未罷而較輕微，且兼有太陽或陽明裡證。用少量是太陽病已解，尚有少陽餘波未平，臨床上一般習慣性用法：少量 (2–4 克)用於升陽舉陷，如補中益氣湯中的柴胡，中量 (6–9 克) 用於解肝鬱，如小柴胡湯，大量 (大於12克) 可用於透解表熱與清肝熱，如柴胡清肝湯。

——**使用的劑型**：退熱以湯劑爲好，治療慢性病或可用丸。

——**柴胡劫肝陰的問題**：柴胡可升散達外，若腎陰虧損、肝陽亢盛者，當愼用或忌用。但臨床上三陽外感用大量亦無礙，對

肝膽疾患爲必用之藥，量大亦無妨。應當注意的是，若用量大，服用時間久，確實有傷陰之弊，務必小心。

【小柴胡湯】柴胡、黃芩、半夏、人參、甘草、生薑、大棗。

組成原則：

配伍	伍用原理	伍用功能
柴胡＋黃芩	1. 視爲肝膽藥：柴胡疏肝達外，黃芩清膽內泄。 2. 視柴胡爲少陽表藥，黃芩爲少陽裡藥。	疏肝泄膽
人參＋半夏＋甘草	脾胃之藥：人參補益肺脾之氣，半夏和胃順氣，甘草調和諸藥，有甘守津回之意。	調和脾胃
生薑＋大棗	其性味辛甘透達、溫養陽氣。 (用小柴胡湯治外感表證，薑棗不可少。)	調和營衛而達表

指證：少陽證

1. 由太陽病失治、誤治造成。
2. 由陽明病轉入。

功能：

透達外邪、調理脾胃、調和營衛。(柴胡爲樞機之劑，治邪在半表半裡而偏於表的首選方)

主證：

1. 胸脅苦滿 (口苦、咽乾、目眩)；
2. 寒熱往來或休作有時。

胸脅苦滿——胸脅部的脹痛、脹滿、硬滿、觸痛、壓痛；女性乳房脹痛、結塊，或現代醫學所說的膽囊痛、肋間神經痛等，均包括在內。主要是自覺的胸膈間的氣塞滿悶感和脅肋下的氣脹填滿感；但也有他覺的症狀，如脅下按壓有抵抗感，患者也訴說有脹痛不適感。另外，因情緒低落而出現胸悶嘆氣、腹脹、食慾乃至性慾低下等，即所謂的「默默不欲飲食」，也說明了某些精神神經性疾病與胸脅苦滿有關。

寒熱往來——主要指患者的自我感覺，即一種寒熱交替感。或忽而惡風怕冷，肌膚粟起，忽而身熱而煩；或心胸熱而四肢寒，或上部熱而下體寒，或半身寒而半身熱。以及對溫度變化的自我感覺過敏等。

往來——其一指有節律性：日節律、或週節律、或月節律。其二指沒有明顯的節律，但表現為時發時止，不可捉摸，比如癲癇以及一些神經官能症。

指徵：

1. 胸脅苦滿或上腹部痞滿，或膽囊部明顯壓痛；

2. 發熱或低熱持續，呈寒熱往來樣；

3. 心煩喜嘔，或嘔吐，口苦，默默不欲飲食；

4. 脈弦，或弦細，或弦滑，或沈弦。苔黃或黃白相兼，或淡黃，或黃膩。

【柴胡類方及其加減應用】

方劑	適應證	作用	備註
小柴胡湯＋防風、葛根	外感熱病	調和寒熱，透達外邪	病機：表裡含混，寒熱並存，虛實兼有
柴胡桂枝各半湯	虛人外感 (通治老年經常感冒，身痛不已)	調和表裡與營衛氣血	本方偏治表裡不和，而補中益氣湯偏治氣虛兼表。
柴胡桂枝各半湯＋玉屏風散			有病可治，無病可防，為虛人保健良方。
柴胡桂枝各半湯＋防風、秦艽、威靈仙	風濕身痛、關節酸痛、肌肉掣痛	調和營衛氣血，透達風寒濕邪	本方攻補兼施，發中有收；而九味羌活湯、羌活勝濕湯則一味攻邪，易損耗正氣。
柴胡二陳湯 (小柴胡湯＋二陳湯)	慢性氣管炎、肺氣腫 (效果優於抗生素)	調和寒熱，補益脾肺，理氣化痰	老年性慢性氣管炎內有痰飲時，用二陳湯理氣化痰之外，可加葶藶子、蘇子、五味子降氣而斂肺氣。

柴胡加龍牡＋甘麥大棗湯 (小柴胡湯去生薑加龍牡、浮小麥、麥冬)	婦人更年期綜合症、精神抑鬱症	調和肝膽、脾胃、氣機鬱滯，補益心脾	病機爲陰血不足，肝鬱化火。故尚可加六味地黃丸、二至丸等滋陰養血、平肝潤燥藥。
柴胡酸棗仁湯 (小柴胡湯＋酸棗仁湯)	1. 肝鬱化火、陰血不足、陰虛陽亢所致的失眠。 2. 陰虛瘦弱之體或更年期綜合症煩躁、失眠、驚悸等。	疏泄肝膽，養血安神，清熱除煩	無論男女，病機均爲陰血不足，血不足以養肝，故而肝鬱化燥；治用本方之外，尚可加白芍、丹參等藥，以增強其滋陰養血的功效。
柴胡溫膽湯 (小柴胡湯去薑棗＋溫膽湯或黃連溫膽湯)	膽胃濕熱、肝鬱化火的煩躁失眠、耳鳴驚悸、精神抑鬱等	疏泄肝膽，燥濕化痰，清熱和胃	臨床上冠心病、間質性肺炎、精神官能症、肝炎、更年期綜合症、癲癇等疾病，只要符合肝鬱化火、膽胃濕熱的病機，將有一定的療效。

柴胡陷胸湯 (小柴胡湯＋小陷胸湯)	肝膽不和，痰熱阻遏胸胃的病症，或肺胃兩者的病變。		本方證在臨床上如支氣管肺炎、胸膜黏連、胸腔積液、嗽痰不爽、胸脅痞滿，或胃脘痞脹、噯氣、大便不暢，舌苔黃膩，脈弦滑數等。
柴胡瀉心湯 (小柴胡湯＋瀉心湯))	肝膽火鬱，脾胃氣滯，濕熱並存，氣機阻滯。	疏泄肝膽，調和脾胃濕熱，行氣消痞	臨床多用於消化道疾病 (中焦)，如胃炎、膽囊炎、腸炎、腹瀉等。視其部位加減用藥，如病在肝膽，可加鬱金、川楝、青皮；病在胃腸，可加枳殼、木香、神曲等。
柴胡四逆散 (小柴胡湯＋四逆散)	急慢性肝炎、B型肝炎、肝硬化	疏肝理氣，健脾和胃	

柴胡平胃散 (柴平湯) (小柴胡湯＋平胃散)	感冒夾濕、急性黃疸性肝炎、肝病濕邪偏甚者	外透表邪，溫化裡濕	1. 本方再加入藿香、滑石，對暑病夾濕、慢性肝病、外感夾濕等均有效。 2. 治慢性肝炎，進入長夏而濕濁明顯時，可用本方加甘露消毒丹，或藿香正氣散等方。
柴胡白虎湯 (小柴胡湯＋石膏、知母)	少陽陽明同病	內外兼治	本方治療四時感冒，汗出熱不減，即有少陽往來寒熱，又有陽明熱盛，口渴飲水，以及雜病，如結核性發熱、腫瘤發熱、膽道感染發熱等。

柴胡五苓散 (小柴胡湯＋五苓散)	急性黃疸型肝炎 (偏寒濕)、肝病 (偏脾胃不足，濕邪困脾)、茶黃 (嗜茶，多寒濕困脾)	透達少陽 (外)，化氣利水 (內)	1. 治急性黃疸型肝炎 (偏寒濕)：本方加鬱金、川楝、茵陳、厚朴。 2. 治寒濕發黃：柴胡胃苓湯＝本方＋平胃散。(吳又可的達原飲，治濕邪瀰漫三焦) 3. 治茶黃：尚可以用茶樹子煎水服用。
柴胡四物湯 (小柴胡湯＋四物湯)	婦人經期感冒，出現往來寒熱	透達外邪，內和氣血	經期感冒，除有外感之症，尚有血熱煩躁之症，用生地、赤芍、丹參，改四物之養血為涼血。

3-6　瀉心湯類方的運用

※類方的成員：

　　五個瀉心湯 (半夏瀉心湯、生薑瀉心湯、甘草瀉心湯、大黃黃連瀉心湯、附子瀉心湯) 及三個屬於瀉心湯類方變局的湯 (黃連湯、旋覆代赭石湯、厚朴生薑半夏人參甘草湯)。

類方組成簡表

方劑	半夏	黃芩	黃連	人參	甘草	乾薑	附子	大棗	大黃	桂枝	厚朴	旋覆花	代赭石	生薑	備註
半夏瀉心湯	半升	3	1	3	3	3		12枚							代表方
甘草瀉心湯	半升	3	1		4	3		12枚							半夏瀉心湯−人參(具爭議)+甘草 $_1$ 錢
生薑瀉心湯	半升	3	1	3	3	1		12枚						4	半夏瀉心湯−乾薑 $_2$ 兩 +生薑 $_4$ 兩
附子瀉心湯		1	1				1		2						三黃湯+附子 $_1$ 錢
大黃黃連瀉心湯			2						2						有的醫家認爲應有黃芩 $_1$ 兩
黃連湯	半升		3	2	3	3		12枚		3					
旋覆代赭石湯	半升			2	3			12枚				3	1	5	
厚朴生薑半夏人參甘草湯	半升			1	2						半斤	3	1	半斤	

(以上單位：錢)

【方義分析】

主要組成原則：溫清並用，甘苦兼施

配　伍	伍用原理	伍用功能
黃芩＋黃連	1. 黃芩：最善清肺經氣分之熱，治腸胃濕熱之疾。 2. 黃連：最善入心清熱止血，入腸胃清熱燥濕。	苦降瀉熱
半夏＋乾薑	1. 半夏：味辛性溫，辛開溫通，降而不升，既能燥濕袪痰降逆，又能寬中，散結消痞。 2. 乾薑：味辛性熱，辛散溫通，既能溫脾袪寒濕化飲，又能溫肺散寒袪痰。	辛開散痞
人參＋甘草＋大棗	1. 人參：大補元氣，益血生津。 2. 甘草：補脾潤肺，調和諸藥。 3. 大棗：補脾和胃，益氣生津。	補益脾胃 (保胃氣)

功能：調理脾胃，濕熱同治。

1. 治療寒熱並存病症的首選方。

2. 李時珍：「用瀉心湯，亦即瀉脾胃之濕熱，非瀉心也。」

主證：**痞滿證** (心下痞氣)

1. 《正中形音義綜合大字典》：「**否**，音痞，卦名，易六十四卦之一，**坤下乾上，閉塞之象**」。鄒學熹解釋：「乾為天，坤為地，陽歸於天，陰伏於地，則天地不能相交，陰陽不相求索，所以中間的氣化不通，萬物則難以生化。」

2. 《傷寒論》云：「**但滿不痛者，此爲痞**」，又云：「按之自滿，但**氣痞**耳」。

3. 痞是一種症狀，也是病名，其證胸中痞塞；陰陽升降失司，亦多由誤下誤吐，或胃氣素虛邪熱內陷所致，但內無痰水有形之結，所以但覺氣痞不舒，且按之自濡，與結胸證石硬疼痛，有著明顯的區分。但究竟是痞滿或是硬滿，則要取決於熱實氣滯的程度而定。其治法重在辛開苦降，調理脾胃，升清降濁，中氣樞轉，痞症自消。

4. 病機：脾胃氣虛，氣機壅滯，寒熱並存，虛實夾雜。

【瀉心湯類方及其應用】

方劑	病證		主要證候	病機	治則	備註
半夏瀉心湯	脾胃不和寒熱錯雜 (寒熱痞)	嘔利痞 (痰氣痞)	心下痞 按之滿而不痛 兼嘔而腸鳴 (氣) 下利	寒熱互結於胃，脾胃中陽不足。由少陽病誤下而成。	和中開痞 破結止嘔	A
生薑瀉心湯		水飲食滯痞 (飲氣痞)	心下痞硬 乾噎食臭 脅下有水氣 腹中雷鳴 (氣＋水)下利	胃虛傷食	辛散和胃	B
甘草瀉心湯		胃虛痞利俱盛 (客氣上逆痞)	穀不化腹中雷鳴 (氣＋水) 心下痞硬而滿 乾嘔心煩不得安 復下之其痞益甚	再次誤下，胃氣重虛，客氣上逆	補中降逆	C

大黃黃連瀉心湯	熱痞	心下痞按之濡	無形邪熱聚於胃，氣機壅滯		瀉熱消痞	D
附子瀉心湯	熱痞兼表陽虛(寒熱痞)	心下痞而復惡寒汗出	衛外之陽虛而兼痞		清熱消痞扶陽固表	E
黃連湯	變局(虛寒痞)	胸中有熱胃中有邪氣腹中痛欲嘔吐	熱邪在上，胃失和降，寒邪在下，脾土失溫。		清上(胃)溫下(腸)和胃降逆	F
旋覆代赭石湯		心下痞硬噫氣不除	胃陽不足氣機壅滯	純屬裡證(胃虛肝逆)	補虛鎮逆	
厚朴生薑半夏人參甘草湯		發汗後腹脹滿者		汗後脾胃氣傷運化失職，氣滯不通而作滿	溫運行氣健脾胃除脹滿	

備註：

A.參、草、棗 vs.甘味壅滿

——痞滿屬於虛實夾雜，用甘溫之品也是在所必須，絕無助濕作滿之弊。且《醫方集解》：「此方藥味，蓋本理中、人參、黃芩湯方。《別錄》：甘草能除滿，以脾健運則滿除也。」

B.**乾噎食臭** (食滯較甚)

——自半夏瀉心湯略減乾薑而加重生薑以辟穢濁、散水氣，化裁為**生薑瀉心湯**。

C.**心煩痞滿較甚** (胃虛之證)

——自半夏瀉心湯加炙甘草益胃，而更名為**甘草瀉心湯**。

　　方中有無人參

——甘草瀉心湯自林億提出方中**應有人參**之後，多數注家皆同此主張，參考金匱、千金、外台諸書，所載本方均有人參。

D.關於**大黃黃連瀉心湯**：

　1. 有無黃芩之爭議

——《千金翼方》：「此方本有黃芩」，可使瀉熱消痞之力更強。

　2. **以麻沸湯漬藥須臾**

——二藥不取煎而取泡，使藥的氣味皆薄，輕揚清淡；取其氣，不取其味，一是取其輕清之氣，以去上部之熱結；二是取其生用行速之功，以瀉至高之熱邪。一變攻堅盪實之劑，而為**清熱瀉痞**之妙品。

　3. **疑點**

——熱實痞滿證是屬於無形熱邪聚於胃，亦當禁下，為何又取大黃黃連瀉心湯為主方？

　　解釋

——黃連治熱痞只有清熱之功，而無破結之力，並不能達到瀉熱消痞的目的，只有與大黃配伍才能達到清熱、破結的效果。由此可知，用大黃旨在增強清泄消痞的作用，而非取其攻下有形的實邪。

配伍	伍用原理	伍用功能
大黃＋黃連	1. 大黃：瀉血分實熱，既能攻腸胃積滯，又能清熱燥濕，消癰散腫。走而不守。 2. 黃連：清瀉心胃火熱，兼能涼肝膽，解熱毒，燥濕邪。守而不走。 3. 大黃瀉血分之熱兼以攻堅破積，黃連清氣分之熱兼以散結燥濕。	清熱止血 退黃療瘡

E. **附子瀉心湯**煎服之特點

——三黃用開水泡取藥味，清揚清熱，附子煎濃汁厚味扶陽。《醫宗金鑑》：「以大黃、黃連、黃芩瀉痞之熱，附子溫表之陽，合內熱外寒而治之。其妙尤在以麻沸湯漬三黃須臾絞去滓，內附子別煮汁，意在瀉痞之意輕，扶陽之意重也。」

F. **黃連湯**即柴胡湯變法

——以桂枝易柴胡，以黃連易黃芩，以乾薑易生薑。其組成與半夏瀉心湯 (小柴胡湯去柴胡加黃連，以乾薑易生薑，並重用半夏) 十分相近，僅差別在**桂枝**與**黃芩**的有無，故黃連湯證有桂枝證的汗出、動悸，而半夏瀉心湯則無此證。兩方的胃腸症狀大體相似，但黃連湯證以**腹痛**為多，半夏瀉心湯以**心下痞**為主。若半夏瀉心湯證見桂枝證的話，即可加桂枝，而成為兩方的合方。

3-7　四逆湯類方的運用

【類方組成簡表】

方劑	乾薑	附子	炙甘草	人參	茯苓	豬膽汁	人尿	蔥	備註
四逆湯	1.5	1枚	2.0						代表方(回陽救逆群方之冠)——炙草爲君、溫中焦爲主
白通湯	1.0	1枚						5莖	四逆湯去炙甘草加蔥白
白通加人尿豬膽汁湯	1.0	1枚				1合	5合	5莖	
通脈四逆湯	3.0	1枚	2.0						四逆湯倍加乾薑——乾薑爲君、回陽爲主
通脈四逆加豬膽汁湯	3.0	1枚	2.0			半合			
四逆加人參湯	1.5	1枚	2.0	1.0					四逆湯加人參(此人參爲石柱參)
茯苓四逆湯	1.5	1枚	2.0	1.0	4.0				

(以上單位：錢)

【方義分析】

主要組成原則

配　伍	伍用原理	伍用功能
附子＋乾薑＋炙甘草	1. 附子：大辛大熱，氣味雄厚，通行十二經脈無處不到，走而不守。功能回陽救逆，補陽益火，溫經止痛。 2. 乾薑：味辛性熱，守而不走。長於回陽袪寒，固守中州，溫中止痛。 3. 炙甘草：味甘性平，入十二經，補脾益氣，調和諸藥。用之以緩薑、附之急而補益中土。	回陽救逆 溫中袪寒 溫經止痛

主證：**少陰病寒化證** (陽虛陰盛)

1. 脈微弱、沈伏、細軟、或脈突然浮大而中空軟無力 (附子脈)
　　——陽氣無力鼓動血脈：沈爲在裡，微主氣虛，細主血虛。

2. 畏寒、四肢厥冷，尤其是下半身及膝以下清冷不溫
　　——陽氣不能溫煦四末，陰陽氣不相順接。

3. 精神萎靡、倦臥欲寐
　　——陽氣不能充養頭腦。

4. 舌質淡或淡紅、黯淡，舌體多胖嫩，舌苔白膩或灰膩、或乾膩、或白滑 (乾薑舌)
　　——陽氣虛餒。

【四逆湯類方及其應用】

方劑	病證		主要證候	病機	治法
四逆湯	少陰寒化證	陰盛陽衰	**四肢厥冷**、惡寒倦臥、神疲欲寐、畏寒冷汗、**吐利腹痛**、面色蒼白、舌淡苔白、**脈微欲絕。**	脾腎陽氣衰微，陰寒內盛。	溫運脾腎之陽，以逐陰寒之邪。
通脈四逆湯		陰盛格陽	下利清穀、**裡寒外熱**、手足厥冷、反不惡寒、**其人面色赤**(四逆重症)。	陰盛陽衰，陽氣被寒邪格拒於外。	逐寒回陽，通達**內外**的陽氣。
通脈四逆加豬膽汁湯			厥陰吐下止、**汗出肢厥**、四肢拘急不解、脈微欲絕。		逐寒回陽，**反佐苦寒，引陽入陰，兼能益陰。**
白通湯		陰盛戴陽	下利、脈微。	陰盛於下，陽格於上。	逐寒回陽，通達上下的陽氣。
白通加豬膽汁湯			下利不止、厥逆無脈、**乾嘔而煩**。		逐寒回陽，**反佐苦寒，引陽入陰。**

四逆加人參湯	陽虛液竭的霍亂證心腎陽虛或欲脫證	惡寒、脈微、下利，或利止、亡血。	陽氣虛弱，陰津內竭。	溫陽散寒，益氣救陰。
茯苓四逆湯	腎陰陽俱虛煩躁證	**心煩急躁** (不分晝夜)、失眠或不得臥、腰膝酸軟等。	陽虛不得顧護，陰虛不得滋榮。	扶陽益陰。

注：**反佐：**

　　有兩種含意。一是處方中藥物組成的反佐法，即寒藥中佐以熱藥，熱藥中佐以寒藥。作為藥引。一是湯藥內服的反佐法，即熱藥冷服，寒藥溫服，以避免格拒現象的出現。《素問·五常政大論》：「治熱以寒，溫而行之；治寒以熱，涼而行之」

【類方比較】

	同	異
四逆湯 vs.四逆加人參湯	心腎陽虛欲脫證	四逆人參湯除溫裡壯陽外，還有**益陰生津斂陽**的作用。
四逆湯 vs.通脈四逆湯	1. 藥物組成相同。 2. 少陰陽虛陰盛。	1. 劑量不同，四逆湯以炙草為君，通脈四逆湯則以乾薑為君藥。。 2. 四逆湯理中焦，而通脈四逆湯回陽為要。

四逆湯 vs.白通湯	少陰陽虛陰盛證	四逆湯治**欲脫證** (溫裡壯陽、回陽救急、調和中氣)，而白通湯治**戴陽證** (宣通陰陽)。
通脈四逆湯 vs.通脈四逆加豬膽汁湯	少陰陽虛證 (格陽)	通脈四逆加豬膽汁湯不僅可治療少陰陽虛格陽重證，還可治療陽虛格陽**陰損**霍亂證。
白通湯 vs.白通加豬膽汁湯	少陰陽虛證 (戴陽)	白通加豬膽汁湯治**服藥後格拒**者，而白通湯則力不所及。
通脈四逆加豬膽汁湯 vs.白通加豬膽汁湯	都用豬膽汁	1. 白通湯加豬膽汁，功在引陽藥入陰，患者沒有傷陰。 2. 通脈四逆湯加豬膽汁，功用有二，一是引陽藥入陰，一是**益陰**，患者有傷陰。
通脈四逆加豬膽汁湯 vs.四逆加人參湯	陽虛陰損證	通脈四逆加豬膽汁湯重在陽氣大傷，且病症較重，而四逆加人參湯則重在氣虛。
當歸四逆湯 vs.四逆湯 vs.通脈四逆湯 vs.四逆散 vs.茯苓四逆湯	以「四逆」命名	1. 當歸四逆湯→厥陰肝寒血虛證：手足厥寒或麻木。 2. 四逆湯→少陰陽虛陰盛證：四肢厥逆、脈微細。 3. 通脈四逆湯→少陰陽虛格陽證：四肢厥逆、反不惡寒。 4. 四逆散→厥陰肝氣鬱滯證：

		四肢末端逆冷、表情低落。 5. 茯苓四逆湯→腎陰陽俱虛證 ：晝夜煩躁。

【參考】

1. 寒性凝斂而屬陰邪，最喜傷人之陽；**四逆證**即是人體生命的動力 (陽氣) 受傷，不能充沛於人體，四肢百骸無陽溫煦，故設四逆湯以救其逆。

2. 四逆湯是回陽救逆方的鼻祖，也可說是薑、附的具體運用。其中反佐藥的運用，更是一個良好的典範，由此而旁及瀉心、陷胸諸法，都是寒溫並用、攻補兼施的良方。

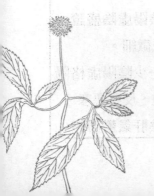

3-8　當歸四逆湯的運用

【條文】

(337)「凡厥者，陰陽氣不相順接，便爲厥。厥者，手足逆冷者是也。」

(351)「手足厥寒，脈細欲絕者，當歸四逆湯主之。」

思考：——特點：**手足逆冷**。

　　　——**血虛寒凝**致厥，屬寒厥。

　　　——既言血虛，當有面蒼白、頭暈、脈細。

　　　——**脈細**強調脈形。(脈微則強調脈勢，多屬陽虛)

　　　——成無己：手足厥寒者，**陽氣外虛**不能溫四末，脈細欲絕者
　　　　　，**陰血內弱**，脈行不利，當歸四逆湯，助陽生陰。

　　　——鄭重光：手足厥冷，脈細欲絕，是厥陰傷寒之外證，當歸
　　　　　四逆湯是**厥陰傷寒之表藥**耳。[註]

　　　——陸淵雷：本方實爲**肌表活血之劑**，血被外寒凝束，令手足
　　　　　厥寒脈細欲絕。(非四逆湯加當歸)

註：《劉渡舟傷寒臨證指要・六經與八綱辨證》

　1. 厥陰**表證**：

　　　經熱證——《傷寒例》：

　　　「尺寸俱微緩者，厥陰受病也，當六、七日發。以其脈循陰器
　　　，絡於肝，故煩滿而囊縮。」

　　　經寒證——

　　　「手足厥寒，脈細欲絕者，當歸四逆湯主之。」

　2. 厥陰**裏證**：

　　　「若其人**內有久寒**者，宜當歸四逆加吳茱萸生薑湯。」

【比較】

當歸四逆湯所適應的「厥證」不盡是陽氣虛衰之四逆湯證，亦非陽鬱不達的四逆散證，而是血虛爲寒邪所凝滯之證。

方劑	厥證	病機	特點	組成	方義
當歸四逆湯	**血**厥	寒凝血滯而厥。脈細欲絕，細爲血少。因血虛寒滯，不能榮於脈中，四肢失於溫養，故手足厥逆。	病者平素多**血虛，復感外寒之邪**，氣血被寒所遏，血行不暢而罹患此證。	當歸、桂枝、芍藥、細辛、通草、大棗、炙甘草	1. 本方養血通陽，兼散表寒。 2. 陳瑞春認爲本方是桂枝湯的加減方。寓有調和營衛之意。桂枝湯加當歸以補益氣血，細辛、通草以宣發陽氣，大棗倍於桂枝取其甘盛培中，中土既旺，萬物方生，亦即滋其營而救微細之脈，得細辛之橫解，通草之直達，陽氣宣達，厥寒自散。**且因爲此病在營血，所以去生薑之表散**。

四逆湯	寒厥	少陰陰寒內盛，陽氣虛衰不能布達四肢。	少陰寒化證主方，主證有四肢厥逆、無熱惡寒、神疲困倦、下利清穀、脈沈微細。多是**少陰陽氣衰敗**之證。	乾薑、附子、炙甘草	《醫宗金鑑》：「甘草之甘溫，溫養陽氣，薑附之辛溫，助陽勝寒，甘草、薑、附，鼓腎陽，溫中寒。」
四逆散	氣厥	陽氣鬱結在裡，不能通達四肢，所以逆冷。	**陽鬱不伸、氣機不宣**。文中沒有惡寒、脈微細、神疲嗜睡等陽虛裡證。	甘草、枳實、柴胡、芍藥	陳瑞春認爲本方爲**肝脾同治之方**。不僅陽鬱肢厥可治，用於氣機阻滯、肝脾不和的腹痛也能獲效。

【類方鑒別】

鑒別項目	當歸四逆湯	當歸四逆加吳茱萸生薑湯
組成	當歸、桂枝、芍藥、細辛、通草、大棗、炙甘草	當歸四逆湯＋**生薑、吳茱萸、清酒**
功用	養血、溫經通脈	養血、溫經通脈兼**暖肝、溫胃**
主治	手足厥寒，脈細欲絕	手足厥寒，脈細欲絕，且**內有久寒**

3-9 麻杏甘石湯的運用

【條文】

(063)「發汗後，不可更行桂枝湯，汗出[a]而喘，無大熱者[a]，可與麻黃杏仁甘草石膏湯。」

(067)「下後，不可更行桂枝湯，若汗出[a]而喘，無大熱者[a]，可與麻黃杏仁甘草石膏湯。」

註 (a)：《十大類方》：因熱而出汗散熱，體表反不灼熱，故無大熱。

【證型】

1. 外感熱病：表有寒邪，裡有鬱熱所致的邪熱迫肺之證。
2. 內傷雜病：表現為熱邪壅肺者。

主證

1. **黃　煌：**

   ——身熱出汗，痰液黏稠，色黃，口乾渴，舌紅苔黃者，是熱喘，是肺熱，或痰熱，需用麻杏石甘湯。

   ——麻黃湯有桂枝，發汗作用強，證見無汗而喘。

   ——**麻杏甘石湯**為麻黃配石膏[b]，清熱作用強，證見**汗出而喘**。

   ——麻杏甘石湯對**發熱的療效最佳，其次為平喘**，再其次為止咳及促進炎症消失或吸收。

   ——**發熱**，汗出時多時少，體溫或升或降，**口渴，咳喘**，甚面氣急鼻扇，胸悶，**脈數、舌紅、苔黃白**。

   註 (b)：麻黃／石膏 Dose Ratio (兩／兩)

   　　　——麻黃湯 (3/0)→大青龍湯 (6/雞子)→麻杏甘石湯 (4/8)

   　　　→白虎湯 (0/16)

2. **張志明：**

——本證病機爲太陽**陽明**合病風寒化熱，熱郁肺閉。裏熱壅肺則薰蒸作汗 (非表虛自汗)，肺氣閉塞則氣逆咳喘。本方爲宣肺清熱之表裡雙解劑。

——本證爲陽證，**裏熱**，實證。證見**發熱**、咳喘氣促、鼻扇、煩咳、小便短赤、**大便秘結**、唇紅燥、舌紅、**苔黃焦**。

【方義分析】

1. **張錫純：**

方中之義，用麻黃協杏仁以定喘，伍以石膏退熱，熱退其汗自止也。復加甘草者，取其甘緩之性，能調和麻黃、石膏，使其涼熱之力溶和無間以助成功。……若其證非汗出且熱稍重，用此方時，原宜因證爲之變通，是以愚用此方時，石膏之分量恆爲麻黃之10倍……。

2. **柯韻伯：**

麻杏甘石湯是大青龍湯之變局，白虎湯之先著。

註：——麻黃湯證風寒不解，裏有鬱熱，加見煩躁者，即傳變爲**大青龍湯證**；

——風寒減而裏熱證較大青龍湯證更甚者，可傳變爲**麻杏甘石湯證**；

——表證罷而純見裏熱證者，可傳變爲**白虎湯證**。

——麻黃湯證而裏有飲水者，可傳變爲**小青龍湯證**。

【實驗研究】

1. 郭協壎：本方是辛涼疏肺解毒之劑，但無抗菌作用。

2. 董乃澤：杏仁去皮，實驗證明沒有必要。是炮製實驗中發現張仲景

古方杏仁做湯不熬 (不炮製)，在製備麻杏湯時先煎麻黃，後入群藥 (包括杏仁)，保證了杏仁苷的煎出。

【臨床運用】

病　名	運　用	備　註
1. 大葉性肺炎	麻杏甘石湯＋桑菊飲	熱甚者──加黃芩、山梔、知母、竹葉等。
2. 百日咳	麻杏甘石湯	治癒率比抗生素高
3. 麻疹合併肺炎	麻杏甘石湯	1. 出疹期或回收期（清熱、宣肺、化痰）──加膽南星、天竹黃、竹瀝、半夏之類。熱勢較輕者可去石膏，以連翹、山梔、黃芩、黃連之類代之。 2. 風溫內閉型（宣肺開閉，止咳平喘）──加桑白皮、貝母、葶藶子、栝蔞殼。
4. 鼻淵	麻杏甘石湯＋地龍	
5. 蕁麻疹	麻杏甘石湯＋蟬衣	
6. 爛喉痧 (猩紅熱)	1. 疫痧不透──麻杏甘石湯＋桔梗、馬勃。 2. 前方藥後汗出，疹透腳底，氣喘消失，咽喉紅腫消退──銀翹散 (善後)。	仿丁甘仁治法。

7. 小兒肺炎	麻杏甘石湯	配伍清熱化痰、行氣消食等藥物。
8. 宿病肺結核，新感溫熱病邪	麻杏甘石湯＋太子參、銀花、牛蒡子、冬花、百部、瓜蔞等。	張錫純亦曾用過此法治療肺癆。
9. 遺尿症(兼有咳喘，屬肺熱鬱結型)	麻杏甘石湯	1. 肺陰虛——加沙參、麥冬。 2. 脾胃虛弱——加山藥、穀芽。 3. 挾痰——加桔梗。 3. 肺氣上逆——加蘇子。
10. 眼病	麻杏甘石湯	必須眼部症狀劇烈，身體健壯，且絕大多數伴有頭痛、發熱惡寒，或但熱不寒、口渴、小便短赤、煩躁不安等全身症狀。

【比較】

1. 麻杏甘石湯 VS 麻黃湯證：

黃　煌——兩方皆有喘，麻黃湯為無汗而喘，口不渴，苔潤；本方為汗出而喘，口渴能飲水，苔乾。

晶　老——麻黃湯證，因風寒外來，肺氣閉郁而致，證見發熱惡寒、無汗而喘、脈浮緊。

2. 麻杏甘石湯 VS 大青龍湯證：

張志明——兩方都有麻黃、石膏，主治證候都有外寒內熱。大青龍
　　　　湯證表寒盛於裏熱，處方重用麻黃，以辛溫解表爲主，
　　　　兼清郁熱；本方證表寒輕裏熱重，處方重用石膏，以辛
　　　　涼爲主，清宣肺熱。

陳瑞春——大青龍湯爲不汗出而煩躁。麻杏甘石湯爲汗出而喘。

3. 麻杏甘石湯 VS 小青龍湯證：

黃　煌——小青龍湯證爲水樣痰，量較多；本方爲黏稠痰，色黃白
　　　　。

張志明——小青龍湯證爲風寒挾水飲，故所見證狀多見寒水，如眼
　　　　屎稀薄，目水洵流不停，痰液色白稀薄量多，或而浮腫
　　　　、腹滿、跗腫；本方屬風熱證 (風溫證)，證見眼屎稠黏
　　　　黃而乾，鼻涕亦稠黏黃綠如膿，痰液色黃綠稠黏量少。

晶　老——小青龍湯證，因風寒束表，內有停飲而致，證見發熱惡
　　　　寒、乾嘔咳喘，治當外散表寒、內蠲水飲。

4. 麻杏甘石湯 VS 桂枝加厚朴杏子湯：

黃　煌——亦治咳喘，因桂枝湯證有汗出惡風，故臨床也是汗出而
　　　　喘。區別點爲桂枝加厚朴杏子湯，汗出惡風且不口渴；
　　　　麻杏甘石湯，汗出而喘且口渴 (口渴表示內熱)。

晶　老——桂枝加厚朴子湯證，因衛營不和，肺氣失宣所致，證見
　　　　發熱惡風，汗出而喘、脈浮緩，治當調和營衛，宣肺定
　　　　喘。

李培生——兩方都有喘息，桂枝加厚朴子湯是表邪未解，氣逆作喘
　　　　，治療上以解表爲主，兼降逆平喘；本方是熱郁於肺，
　　　　肺失清肅作喘，治療上重在清肺。

5. **麻杏甘石湯** VS **白虎湯證**：

李培生——兩方都有發熱、口渴、汗出，但白虎湯證程度重，大熱
大渴大汗、有煩躁而無氣喘、純屬裏熱熾盛之證；本方
證程度輕、有氣喘無煩躁、爲熱邪壅肺，或兼表證。

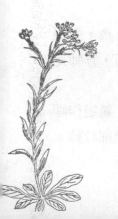

3-10　白虎湯的運用

【條文】

傷寒論：

(176)「傷寒，脈浮滑，此表有熱，裡有熱，白虎湯主之。」

(219)「三陽合病，腹滿身重，難於轉側，口不仁面垢，讝語遺尿。發汗則讝語，下之則額上生汗，手足逆冷。若自汗出者，白虎湯主之。」

(350)「傷寒，脈滑而厥者，裡有熱，白虎湯主之。」

溫病條辨・上焦篇

(007)「太陰溫病脈浮洪，舌黃，渴甚，大汗，面赤，惡寒者，辛涼重劑白虎湯主之。」

(008)「太陰溫病，脈浮大而芤，汗大出，微喘，甚至鼻孔扇者，**白虎加人參湯**主之。脈若散大者急用之，**倍人參**。」

(009)「白虎本為達熱出表，若其人脈浮弦而細者，不可與也。脈沈者不可與也。不渴者不可與也。汗不出者，不可與也。當須識此勿令誤也。」

【石膏證】

　　口渴、舌乾、身熱多汗、脈象洪大、有力為主的病證，稱為『燥熱證』、『氣熱證』。在慢性病、過敏性病人中可見，特徵為：煩渴喜飲、惡熱多汗、舌面乾燥、脈洪大浮滑。

【方義分析】

　　石膏清熱除煩；**知母**清熱潤燥；**甘草**、**粳米**和胃協調諸藥。
——共奏清氣泄熱，生津養液之功。

——主治**陽明氣分熱盛**之證。

1. 《神農本草經》：

   石膏味辛微寒，主中風寒熱，心下逆氣驚喘，口乾，苦焦，不能息，腹中堅痛，除邪鬼，產乳，金創。生山谷。

   知母味苦寒。主消渴，熱中，除邪氣，肢體浮腫，下水，補不足，益氣。

2. 張錫純：

   方中重用**石膏**為主藥，取其辛涼之性，質重氣輕，不但長於清熱，且善排擠內蘊之熱息，息自毛孔達出也。

   用**知母**者，取其涼潤滋陰之性，既可佐石膏以退熱，更可防陽明之熱久者之耗真陰也。

   用**甘草**者，取其甘緩之性，能逗留石膏之寒涼不至下趨也。

   用**粳米**者，取其汁漿濃郁能調和石膏金石之藥使之與胃相宜也。

3. 郭可明：

   以花粉易知母，因為知母甘寒性降，與石膏並用影響辛涼透邪。花粉能清熱、潤燥、生津、止渴、解毒，味甘而不傷胃。

   以**山藥**易粳米，粳米固中氣、護脾胃，防止石膏性沉下降，作用不及懷山藥，山藥性平味甘，色白入肺，味甘歸脾，汁液稠黏補腎填精，滋潤血脈，為健補脾、肺、腎三經之要藥，滋陰養液之品。

4. **石膏十知母**

   黃　煌：可治療急性發熱性，病患急性發熱性疾患的高熱、煩渴、多汗，例如：白虎湯。

   王玉芝：清熱瀉火生津。《內經》：熱淫於內，治以鹹寒，佐以苦甘，火淫於內，治以鹹冷，佐以苦辛，以酸收之，以苦發之

。兩藥相佐，苦以發之，寒以清之，甘以緩之。石膏清熱解肌以除煩，知母清熱瀉火以養津，二者相互促進，清熱瀉火生津之功倍增。

【配伍應用】

適應症	配　伍
1. 外感熱病初期，惡寒發熱，表熱無汗；舌苔薄白，脈象浮數。	白虎湯＋薄荷、蟬蛻、連翹、銀花、牛蒡子等。
2. 咽痛紅腫	白虎湯＋牛蒡子、玄參
3. 頭痛劇烈	白虎湯＋菊花、桑葉、丹皮，且須重用石膏。
4. 舌質深紅，舌苔白黃微乾，有入營之勢	白虎湯＋生地、玄參、丹皮
5. 熱勢甚高，漸欲神昏	白虎湯＋黃連、犀角、石菖蒲、鬱金
6. 暑熱內陷，熱極生風，發現抽搐(鎮肝熄風)	白虎湯＋羚羊角、犀角、鉤藤、蜈蚣、全蠍、石決明
7. 熱入心包，昏蒙譫語	白虎湯＋蓮子心、鮮生地、黃連、犀角、石菖蒲、鬱金等；並選服安宮牛黃丸、紫雪丹等清心開竅。
8. 痰盛	白虎湯＋天竺黃、竹瀝汁、膽南星等
9. 熱病後期津液耗傷 (滋陰養液)	白虎湯＋鮮生地、鮮石斛、玄參、沙參、麥冬、玉竹

【臨床運用】

病　名	運　用	備　註
1. 流行性感冒 (溫熱型)	白虎湯－粳米＋連翹、葛根、桑白皮、瓜蔞仁	服藥後，若熱減，喘咳大減，煩躁已無，則用原方——葛根＋麥冬。
2. 麻疹合併肺炎	1. 透疹期：白虎湯＋蟬蛻、芫荽、牛旁子； 2. 發疹期：白虎湯＋黃連、銀花； 3. 暑令挾濕：白虎湯＋香薷、青蒿、荷葉； 4. 見點初期 (高熱、喘咳、煩躁者)： (1)白虎湯－知母、粳米＋葛根、升麻、紫草、桔梗。(石膏用量30～60g) (2)白虎湯－粳米＋貝母、竹茹。(氣弱者，更加西洋參)	
3. 流行性乙型腦炎 (高熱抽搐)	白虎湯＋犀角、鉤藤、蟬蛻、紫雪丹	方中石膏劑量用 150g。

4. 流行性出血熱	增液白虎湯加減 (組成：生石膏、知母、生地、玄參、麥冬、連翹、板藍根)	1. 本病在臨床上往往衛分證不甚明顯，且常為衛氣同病，或氣營合病，或衛氣營血四者同病，發病急驟，極類「伏氣溫病」。 2. 發熱期氣分陽明經證，具有三紅 (面、頸、胸部發紅)、三痛(眼眶、頭、腰部疼痛) 明顯。 3. 本病變化快，病情複雜，如病者出現少尿或低血壓，則不能用白虎湯。
5. 腸傷寒	白虎湯	腸傷寒多屬濕熱，如熱化可用本方；若濕偏重，不可妄投。
6. 瘧疾，屬陽明熱盛者 (陽明溫瘧)	白虎人參湯＋何人飲 (組成：石膏、知母、台黨、意政仁、何首烏、常山、當歸、甘草、陳皮)	妊娠瘧疾用本方亦可取效。
7. 大葉性肺炎，屬胃熱熏灼肺氣者	白虎湯＋黃芩、黃連、連翹、銀花； ——咳嗽胸痛：加貝母、杏仁、郁金、橘紅；	大葉性肺炎出現高熱煩躁，譫語，驚厥等邪困心包，大熱內陷營分者，除用辛寒清熱藥外，尚需加

	——肺熱痰中帶血：加白茅根； ——心中煩熱：加山梔、蘆根； ——體質壯實：加生大黃； ——熱傷津液：加生地、玄參、天花粉、鮮石斛； ——夜寐不安：加茯神、益元散。	解毒開竅劑，或配合涼血解毒的犀角地黃湯和瀉火解毒的黃連解毒湯。
8. 高血壓，屬於陽明熱盛者 (常中之變)	石膏、沙參、知母、花粉、黃芩、龍膽草、生地、玄參、白芍、牡蠣、天麻、菊花等	
9. 糖尿病，屬肺胃熱甚者	1. 石膏、知母、天花粉、生地、玄參、麥冬、山藥、黃連、大黃。 2. 竹葉黃耆湯 (其中石膏60g，知母24g)	1.董岳林：糖尿病若見口渴多飲，小便頻數量多，情緒急躁，自覺內熱，即可用白虎湯。 2.杜懷棠：白虎湯是陽明經熱主方，如消渴證渴而不熱或低熱者，不能適於上消之治。
10.風濕熱	蒼朮白虎湯、桂枝白虎湯加豨簽草、海風藤、秦艽、寄生等。	

11.中暑 (熱閉陽明氣分)	1. 白虎加人參湯 2. 白虎湯＋清營湯、承氣湯	
12.小兒夏季熱，屬消渴型者	人參白虎湯＋麥冬、生地、石斛、花粉、懷山藥等。	
13.妊娠尿崩症	1. 產前 13 日內：白虎湯加人參； 2. 產後：益腎固澀藥收效。	本病近於上消
14.產後發熱	白虎湯＋黨參	1.前人有「產後宜溫」的說法。然而，產後感染高熱，只要符合白虎湯證，用之無害，亦即產褥熱證屬陽明溫病。 2.本方性大寒，用在產後，務必審慎。
15.眼科疾患 (外傷性白內障，凡眼暴赤腫痛者)	白虎湯	

3-11 烏梅丸的運用

【條文】

(338)「傷寒，脈微而厥，至七八日膚冷，其人躁無暫安時者，此爲臟厥，非蚘厥也。蚘厥者，其人當吐蚘，今病者靜而復時煩者，此爲臟寒，蚘上入其膈，故煩，須臾復止，得食而嘔，又煩者，蚘聞食臭出，其人常自吐蚘。蚘厥者，烏梅丸主之。又主久利。」

【釋義】

1. 因臟寒 (腸寒) 而蛔不安。向上竄擾，故發煩。蚘虫不擾，則煩止而安靜。進食時，蛔因食氣又動而竄擾，則嘔而又煩，並會吐出蛔虫。這種蛔厥，屬於上熱下寒的寒熱夾雜證，所以治宜烏梅丸。本方又能主治**寒熱錯雜**的久利。

2. **柯韻伯**：看厥陰諸證與本方相符，下之利不止，與又主久利句合，則烏梅丸爲厥陰主方，非只爲蛔厥之劑矣。

3. **蛔厥的診斷要點**：一、四肢雖厥，而周身皮膚不冷。二、有吐蛔虫史。三、病者時靜時煩，得食而嘔又煩。

4. **比較**：本方與三瀉心湯都是寒熱並用的方劑，但三瀉心湯辛開苦泄，專作用於胃腸；而烏梅丸酸甘辛苦復法，剛柔並用，爲「治厥陰防少陽，護陽明之全劑」。

【方義分析】

　　烏梅三百枚、細辛六兩、乾薑十兩、當歸四兩、 附子六兩、蜀椒四兩、桂枝六兩、黃柏六兩、黃連十六兩、人參六兩——滋陰泄熱，溫陽通降，安蛔止痛。

1. 李培生：**蛔蟲**有得酸則靜，得苦則下，得辛則伏的特性，所以治蛔多酸苦辛同用，本方重用烏梅、苦酒之酸， 配伍蜀椒、桂枝、乾薑、附子、細辛之辛與黃連、黃柏之苦，並佐當歸、人參、米粉、白蜜以養血益氣，祛邪而不傷正，扶正有助祛邪。

2. 陳瑞春：附、桂、椒、薑、辛，其味辛溫；連、柏性味苦寒；人參味甘而溫。全方辛、甘、酸、苦四味具備，是一個調和寒熱的良方。

3. 《名醫方論》：「君烏梅之大酸，是伏其所主也。配**黃連**瀉心而除煩，佐**黃柏**滋腎以除渴，先其所因也。腎者肝之母，**椒、附**以溫腎，腎則所歸，肝得所寄，是固其本。肝欲散，**細辛、乾薑**以散之。肝藏血，**桂枝、當歸**引血歸經也。寒熱雜用，則氣味不和，佐人參調其中氣。以苦酒漬烏梅，同氣相求，蒸之米下，資其穀氣，加蜜爲丸……緩則治其本也。」

【實驗研究】

1. 烏梅丸有麻醉蛔蟲的性能，達到了抑制蛔蟲活動的作用；
2. 烏梅丸由膽汁排泄，改變膽汁的酸鹼度；
3. 烏梅丸能作用於肝臟，促使肝臟分泌膽汁量增加；
4. 服烏梅丸後能使奧狄氏括約肌弛緩擴張。

【適應證】

　　凡是適用烏梅丸的疾病，其病機都必須具備「**寒熱並存**」、「**虛實夾雜**」的共同特點。

【臨床運用】

病　　名	運　　用	備　　註
1.膽道蛔蟲	1.單純型： 　　單味烏梅 30～45g。 2.便秘、腹脹者： 　　烏梅丸——人參、附片 　　、當歸＋青木香、檳榔 　　、大黃、使君子、苦楝 　　皮。 3.合併感染者： 　　上方——桂枝、花椒＋ 　　銀花、黃芩、梔子。 4.以瓜蔞 15g，薤白 10g、 　　半夏 10g，醋 1 杯沖服 　　烏梅丸 9g。 5.單用瓜蔞薤白半夏湯＋ 　　苦楝根、雷丸等。	妊娠併發膽道蛔蟲病與小兒蛔蟲性腸梗阻，使用烏梅丸治療均有效。
2.結腸炎	烏梅丸	
3.慢性痢疾	1.急性細菌性痢疾： 　　烏梅止痢湯 (用烏梅丸 　　原方，以黃芩代黃連， 　　人參改黨參)。 2.中毒性消化不良： 　　烏梅丸＋赤石脂、禹餘 　　糧、粟殼、訶子。再以 　　參苓白朮散加減收功。	

	3. 急性菌痢治後復發： 　先予烏梅丸，後以健脾 　竣功。	
4. 頭搖刺痛	1. 頭搖刺痛，且右目小眥 　紅赤如血塊： 　用烏梅丸，以歸鬚易當 　歸＋羚羊角、菊花。 2. 風溫誤用辛熱： 　烏梅丸＋羚羊角、絲瓜 　絡、桑椹、黑豆衣、玉 　竹、石斛、花粉、竹瀝 　。	
5. 嘔吐	烏梅丸＋法半夏、川楝等	
6. 熱入血室， 　但舌苔白滑 　，舌底紅者 　(相火)	烏梅丸＋柴胡、黃芩	後以十全大補＋六味地黃 加減竣功
7. 崩漏	烏梅丸＋貫眾炭、棕炭等	
8. 鉤蟲病	烏梅丸	其療效較榧子合劑為差， 但比一號驅蟲劑為佳。
9. 不孕症	烏梅丸＋桃仁	
10. 臟寒腹痛	烏梅丸＋白芍、使君子、 川楝、吳茱萸	

| 11.乙型腦炎，證屬熱邪內陷，厥陰蛔動者 | 椒梅湯－黃芩、半夏；濃煎溫服。續以溫脾和胃調理。(組成：烏梅、黃連、川椒、炮乾薑、台參、炒枳實、白芍) | 此乃蒲輔周醫案。而椒梅湯係出自《溫病條辨》，是吳鞠通變烏梅丸而成方。 |

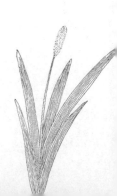

3-12 五苓散的運用

【條文】

(071)「太陽病，發汗後，大汗出，胃中乾，煩躁不得眠，欲得飲水者，少少與飲之，令胃氣和則癒。若脈浮，小便不利，微熱，消渴者，五苓散主之。」

(072)「發汗已，脈浮數，煩渴者，五苓散主之。」

(073)「傷寒，汗出而渴者，五苓散主之；不渴者，茯苓甘草湯主之。」

(074)「中風發熱，六七日不解而煩，有表裡證，渴欲飲水，水入即吐者，名曰水逆，五苓散主之。」

(127)「太陽病，小便利者，以飲水多，必心下悸；小便少者，必苦裡急也。」

【方義分析】

　　澤瀉、豬苓、茯苓、白朮、桂枝

——爲利水袪濕劑。

——功能：化氣利水，健脾袪濕。

1. 澤瀉鹹寒，主要功用爲瀉肝、腎兩經之火；逐膀胱、三焦之水。臨床上主要是利尿袪濕清熱藥，治療腎膀胱或肝腎有火邪、濕熱時的首選用藥。豬苓、茯苓利小便以行津液；白朮健脾燥濕；桂枝通陽化氣，兼解肌表之邪。五藥相伍，不但可治膀胱停水、小便不利之裡證，同時能解停水發熱之表證，無表證者，也可改桂枝爲肉桂。

2. 左季雲：此蓄水於內。爲主利濕瀉熱，兼化氣布津之溫方也。

【本方要點】

1. 五苓散原是治水，不是治渴，用以治所飲之水，而非治煩渴消渴之水也。且本方重在內煩外熱，用桂枝是逐水以除煩，不是熱因熱用，是少發汗以解表，不是助四苓以利水；其用四苓以行積水留垢，不是流通水道；後人不明此理，概以治水道不通，則誤矣。

2. 本散通治諸濕腹滿，水飲水腫，嘔逆泄瀉，水寒射肺，或喘或咳，中暑煩渴，身熱頭痛，膀胱積熱，便秘而渴，霍亂吐瀉，痰飲濕瘤，身痛身重，此皆傷濕之見證也。

【適應證】

　　仲景用五苓散治「少腹滿，小便不利」。其病機是「寒凝膀胱，氣化不利」故以五苓散化氣利水。臨床本著「氣化不利」這一病機，運用五苓散治其他疾病，收效甚捷。

【臨床運用】

病　名	運　用	備　註
1. 小兒遺尿	1. 五苓散＋遠志 2. 五苓散＋遠志、菖蒲	遠志和桂枝相伍，溫通心陽，一則寧心開竅，一則化氣利水。有時還加菖蒲，旨在和桂枝配伍，取得相得益彰的效果。

2. 老年夜尿	五苓散加味 (豬苓、茯苓、白朮、肉桂、芡實、益智仁)	老年尿多，本屬腎虛不攝，故方中用肉桂，溫腎以化氣；再加芡實、益智仁，取固澀以納腎，藥雖平淡，不補腎而腎氣自納。

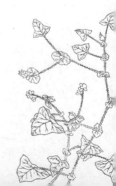

3-13　白頭翁湯的運用

【條文】

(371)「熱痢 ᴬ，下重者，白頭翁湯主之。」

(373)「下痢，欲飲水 ᴮ 者，以有熱故也，白頭翁湯主之。」

註

A 古時沒有『痢』字，內經稱爲腸澼下痢，千金要方、巢氏諸病源候論都稱爲滯下。本條當是熱性痢疾。

B 渴欲飲水除陽證熱盛而燥是水分消耗過多之外，其他非實熱之證如：積水、亡血、傷津等之渴，都不是因爲消耗水分之熱證。有些證候是因爲唾液腺不分泌唾液，所以口燥喉乾，雖然想喝水，但必不能多飲。而本條下痢欲飲水，以有熱也，必有燥熱之脈證可據，所以用白頭翁湯主治。(**脈**：弦數，或細數，或濡數。**證**：發熱，下痢赤白，裡急後重。)

【選注】

1. 程應旄：下重者，**厥陰經邪熱下入於大腸**間，肝性急速，邪熱甚則氣滯壅塞，其惡濁之物，急欲出而不得，故下重。

2. 陸淵雷：熱痢，謂下痢之屬於熱也，不必指身熱，**但脈舌腹候有熱象者皆是**。下重即**裡急後重**也。熱言其性質，痢言其所病，下重言其證候。凡熱痢下重之病，今世科學分爲二種，一爲**傳染性赤痢**，一爲**腸炎**。**赤痢**之病灶常在大腸，而直腸爲重，直腸有病灶，肛門之括約肌攣縮，則令下重；腸炎侵至直腸者，亦令下重。赤痢又分兩種，一爲**細菌性**，一爲**阿米巴性**，二者證候略同，鑒別惟待**驗菌**

，惟阿米巴性者多為慢性，或初起急劇，而轉歸亦成慢性。此外，又有小兒之疫痢。**中醫之治療，不惟其因而惟其證，故不論腸炎赤痢，苟有熱象而下重者，白頭翁湯主之。**

【組成與用量】

白頭翁二兩 (6g)、黃柏三兩 (9g)、黃連三兩 (9g)、秦皮三兩 (9g)

單味藥	性味	歸經	本草經	藥理作用	注意事項
白頭翁	苦寒	入胃、**大腸經**	味苦溫無毒，主溫瘧，狂易(易)寒熱，癥瘕積聚，癭氣，逐血止痛，療金瘡、鼻衄。	古：清熱解毒，涼血止痢。今：抗菌、抗原蟲(阿米巴、滴蟲)。	《本草從新》血分無熱者忌。《本草經疏》滯下胃虛不思食，及下痢完穀不化，瀉痢由於虛寒寒濕，而不由於濕毒者忌之。
黃柏	苦寒微辛	入腎、膀胱、**大腸經**	氣味苦寒無毒，主五臟，腸胃中結熱黃疸腸痔，止瀉痢，**女子漏下赤白，陰傷蝕瘡。**	古：清熱燥濕，瀉火解毒，退虛熱。今：抗病原微生物、降壓作用(中樞性)。	脾胃虛寒者忌用或慎用。

黃連	苦寒	入心、肝、胃、**大腸**經	氣味苦寒，無毒，主熱氣目痛，皆傷，淚出，明目，腸澼，腹痛，下痢，**婦人陰中腫痛**，久服令人不忘。	古：**清熱燥濕**，瀉火解毒，殺蟲。今：抗微生物及抗原蟲、止瀉、解熱、鎮靜、降血糖、降血脂、降壓、抗氧化等。	陰虛火旺者忌用，脾胃虛寒者慎用。
秦皮	苦澀寒	入肝、膽、**大腸**經	——	古：**清熱燥濕**，澀腸，清肝明目，平喘止咳。今：抑菌、抗炎、鎮咳祛痰平喘、鎮靜止痛、利尿等。	虛寒痢者忌用。

1. 左季雲：白頭翁清理血分之熱，秦皮佐以平肝升陽，協之連柏，清火除濕而止痢。

2. 曹穎甫：白頭翁秦皮以涼血破血分之熱,黃連黃柏以苦燥除下焦之濕,然後熱濕并去而熱利當止。

3. 方有執：白頭翁逐血以療澼，秦皮洗肝而散熱，黃連調胃而厚腸，

黃柏除濕而止瀉也。

4. 高學山：白頭翁得陽氣之先，而直挺單花，具升舉之性，且味苦氣寒，能清血分之熱，取以名湯，其意可知矣。然後以黃連清心脾之火，黃柏清腎火，秦皮清肝火，則熱除而血中之清陽上舉，其痢與下重，寧有不止者乎。

配伍	伍用功能	伍用原理
黃連＋黃柏	1. 清熱燥濕 2. 瀉火解毒	1. 黃連能清腸中之濕熱，瀉有餘之心火，除內伏之熱毒。 2. 黃柏沈降下行，能除下焦之濕熱，制亢盛之相火，瀉內伏之熱毒。 3. 心火亢則神不守舍，相火旺則精不內藏。黃連清有餘之心火，黃柏制相火之妄動。
秦皮＋白頭翁	1. 清熱燥濕 2. 解毒止痢	1. 秦皮入氣分，白頭翁入血分。 2. 秦皮燥濕邪，白頭翁涼血熱。 3. 秦皮澀腸止痢，白頭翁清熱解毒。

【用法】

上四味，以水七升，煮取二升，去滓。溫服一升，不癒，更服一升。

1. 王付：本方清熱解毒作用顯著，用之不當，則有寒傷中氣之弊；服藥中病，即當停服。若服後病不除者，則當繼續服用，均當靈活掌握。

2. 張岩：此方藥味苦寒，易傷脾胃，故「寧可再劑，不可重劑。」且癒後扶正之。

【功效】

清熱燥濕，涼肝解毒，涼血止痢。

【適應證】肝熱下痢證

發熱，口苦，口渴，欲飲水，腹痛，下痢或痢下濃血，裡急後重(肛門下重、灼熱)，小便短赤，，舌紅苔黃或膩，脈弦數或滑數。

【藥理研究】

1. 現代臨床常用於治療細菌性痢疾、原蟲性痢疾、非特異性潰瘍性結腸炎、急性壞死性腸炎、胃炎、阿米巴肝膿腫、急性泌尿系感染、急性結膜炎、黃水瘡等病。

2. 實驗研究證明，白頭翁湯對志賀氏、施氏等痢疾桿菌有較強的抑制作用，其中黃連、秦皮的抑菌作用最強，黃柏次之，白頭翁最弱，而全方的抗菌效果反較黃連、秦皮為弱。**由於白頭翁對於阿米巴原蟲抑制作用較強，因此以本方治療阿米巴痢疾時，宜加大白頭翁用量，而治療細菌性感染時，則應加重黃連等劑量，減少白頭翁用量**。全方還有促進非特異性免疫功能的作用，又有抗炎、抗病毒、止瀉、鎮靜、鎮痛和抑制腸平滑肌運動等功能，所以能夠治療各種腸道炎症。

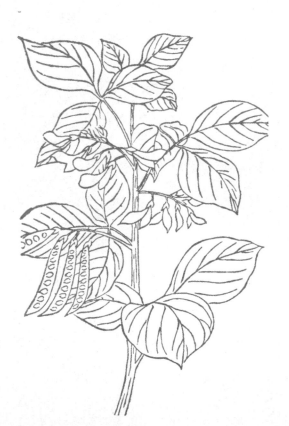

附錄 《金匱要略》類方臨床運用

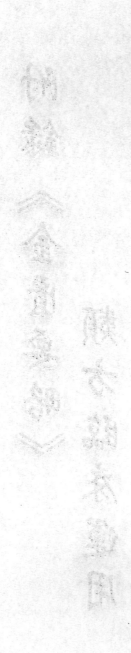

附錄一　當歸芍藥散的運用

【條文】

「婦人懷妊，腹中絞痛，當歸芍藥散主之。」
「婦人腹中諸疾痛，當歸芍藥散主之。」

【方義分析】

當歸、芍藥、茯苓、白朮、川芎
——養血疏肝，健脾利濕。

1. 重用芍藥：歛肝、和營、止痛。當歸、川芎：調肝和血。茯苓、白朮、澤瀉：健脾滲濕。

2. 陳靈石：懷妊腹痛，多屬血虛，而血生於中氣，中者土也，土過燥不生物，故以歸、芎、芍藥滋之。土過濕亦不生物，顧以苓、朮、澤瀉滲之。燥濕得宜，則中氣治而血自生，其痛自止。

3. 尤在涇：芎、歸、芍藥益血之虛，苓、朮、澤，瀉除水之氣……因脾土多為木邪所剋，穀氣不舉，濕氣下流，搏於陰血而痛，故用芍藥多他藥數倍，以瀉肝木。

4. 曹穎甫：婦人腹中疾病，大要由於水濕太甚，血苑不通……。

5. 陳瑞春：論證多關係肝脾兩經，與水濕下流、氣滯血瘀有密切關係。

【病機】

肝脾不合失調，氣血鬱滯。肝虛氣鬱則血滯，脾虛氣弱則濕勝。

【適應證】

婦人孕期或非孕期腹痛綿綿，不甚劇烈，或腹痛隱隱伴拘急不適，小便不利，足跗浮腫，舌質淡，苔白膩或白滑，脈弦緩。

【臨床運用】

本方主要是治婦女附件炎、宮頸炎、盆腔炎等所引起之腹痛。

主　症	運　用	備　註
1.白帶多而稠者	當歸芍藥散＋芡實、懷山藥、萆薢	
2.白帶多而清稀者	當歸芍藥散＋車前子、薏苡仁	
3.白帶中夾黃色而穢臭	當歸芍藥散＋十大功勞、黃柏	
4.白帶中夾有血性分泌物	當歸芍藥散＋益母草	
5.子宮頸糜爛	當歸芍藥散＋紫花地丁、蒲公英、金銀花 (三度糜爛：再＋土茯苓)	
6.輸卵管積水者	當歸芍藥散＋木通、車前子	
7.兼見子宮下垂	當歸芍藥散＋升麻、黃耆	
8.少腹兩側痛，有索狀物	當歸芍藥散＋延胡索、香附	
9.少腹帶下清冷	當歸芍藥散＋小茴香、艾葉、吳茱萸	
10.腹痛引腰	當歸芍藥散＋川斷、台烏、鹿角霜	

附錄二　苓甘五味薑辛半夏湯類方的運用

※出自《金匱要略·痰飲、咳嗽病脈證並治》，詳細闡述論治原則和方
　藥加減，如同仲景治療痰飲咳嗽的一份病歷記載。共提及小青龍湯
　、苓桂五味甘草湯、苓甘五味薑辛湯、苓甘五味薑辛半夏湯、苓甘
　五味薑辛半夏杏仁湯、苓甘五味薑辛半夏杏仁大黃湯，其中苓桂五
　味甘草湯及四個附方論述**支飲體虛**患者服小青龍湯後的**變證**[註]，五個
　方劑都是治療痰飲的辨證加減方，均可選用來治療內有寒飲的咳嗽
　喘逆、嘔吐、鬱冒、支飲、浮腫等證，如慢性氣管炎、哮喘、肺心
　病等。

註：服小青龍湯後會有眾多變證，主要是由於外邪已解而裡飲未除，
　　擾動體內陽氣，且小青龍湯溫散，體虛患者服之，易於發越陽氣
　　而引動衝氣，使變證叢生。

【類方組成簡表】

方　劑	茯苓	桂枝	乾薑	五味	炙草	細辛	半夏	杏仁	大黃	備註
苓桂五味甘草湯	4.0	4.0		半升	3.0					
苓甘五味薑辛湯	4.0		3.0	半升	3.0	3.0				
苓甘五味薑辛半夏湯	4.0		2.0	半升	2.0	2.0	半升			
苓甘五味薑辛半夏杏仁湯	4.0		3.0	半升	2.0	3.0	半升	半升		
苓甘五味薑辛半夏杏仁大黃湯	4.0		3.0	半升	3.0	3.0	半升	半升	3.0	

(以上單位：錢)

【條文】

(12-35)「咳逆倚息不得臥，小青龍湯主之。」

(12-36)「**青龍湯下已**，多唾，口燥，寸脈沈，尺脈微，手足厥逆，**氣從少腹上衝胸咽**，手足痺，其面熱如醉狀，因復下流陰股，小便難，時復冒者，與茯苓桂枝五味甘草湯，治其氣衝。」(苓桂五味甘草湯)

(12-37)「衝氣即低，而反更咳，胸滿者，用桂苓五味甘草湯去桂，加乾薑細辛，以治其**咳滿**。」(苓甘五味**薑辛**湯)

(12-38)「咳滿即止，而更復渴，衝氣復發者，以細辛、乾薑爲熱藥也，服之當遂渴，而渴反止者，爲支飲也；支飲者，法當冒，**冒者必嘔；嘔者**，復納半夏以**去其水**，茯苓桂枝五味甘草湯去甘草、桂枝，加細辛乾薑半夏湯主之。」(苓甘五味薑辛**半夏湯**)

(12-39)「水去嘔止，其人**形腫者**，加杏仁主之。其證應納麻黃，以其人遂**痺**故不納之，若逆而納之者必厥。所以然者，以其人**血虛**，麻黃發其陽故也。」(苓甘五味薑辛半夏**杏仁湯**)

(12-40)「若面熱如醉，此爲**胃熱上衝薰其面**，加大黃以利之。」(苓甘五味薑辛半夏杏仁**大黃湯**)

【類方鑒別】

主證	咳逆倚息，短氣不得臥。		
變證	兼有形寒	小青龍湯	辛溫解表，兼滌化水飲 (溫散、散寒逐飲)
	不兼形寒	苓甘五味薑辛半夏湯	降逆化飲，燥濕滌痰 (逐飲止嘔)

變證	厥逆、氣衝、手足痺、小便難、時冒	苓桂五味甘草湯	溫腎平衝，化痰降逆 (斂肺止衝)
	衝氣低，而更咳胸滿	苓甘五味薑辛湯	散寒瀉滿，蠲飲止咳 (溫化痰飲)
	水去嘔止，形腫痺	苓甘五味薑辛半夏杏仁湯	宣肺利氣，化飲袪痰 (宣疏肺氣)
	面熱如醉	苓甘五味薑辛半夏杏仁大黃湯	化飲降逆，佐以泄熱 (利其胃熱)

【比較】

苓甘五味薑辛半夏湯 VS 小青龍湯

1. 《醫宗金鑑》:「咳嗽呼吸氣促不得臥，久病多屬痰飲，新病兼形寒」在辨治咳嗽短氣時，應區分新病和痼疾，若為**新病**，咳嗽短氣兼有形寒外感，以小青龍湯發之，散內飲外寒；屬於**痼疾**，咳嗽短氣而無形寒可徵，或兼有頭眩胸悶、咳嘔痰水、舌白口淡、脈象弦滑，宜苓甘五味薑辛半夏湯。

2. 苓甘五味薑辛半夏湯功專於滌痰平喘，以止咳嗽上氣；凡素病痰飲咳嗽者，初始以乾薑易生薑，生薑辛散，既可溫化痰水，又能兼散表寒，成效不遜於小青龍湯。

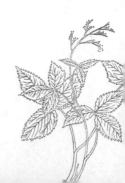

附錄三　甘麥大棗湯的運用

【條文】

《金匱·婦人雜病篇》：

「婦人藏躁，喜悲傷欲哭，像如神靈所作，數欠伸，甘麥大棗湯主之。」

釋義

1. 《七版·金匱要略》：

臟躁是因爲**臟陰不足，虛熱**躁擾所致。臨床上，精神失常，情緒易於波動，頻作欠伸。

2. 《傷寒實踐論》&《經方應用與研究》：

情志不遂→肝氣鬱結/思慮勞倦→傷心脾/病後傷陰→浮火妄動／→上擾心神。

3. 《金匱婦人三十六病》VS《醫宗金鑑》：

各家對臟躁的解釋不一。

——藏，心藏也。心靜則神藏。爲七情所傷，則心不得靜，而神躁擾不寧；喜悲傷欲哭，是神不能主情。

——數欠伸，喝欠也。喝欠，肝之病；母能令子實。

4. 此症，今稱*癔病*，如發生在妊娠期，則稱*孕悲*。發生在產後，則稱臟躁。雖然歷代對臟躁具體病位的解釋都不相同，但絕對可在病機過程中觀察到心神失養而致精神失常。

【方義分析】

甘草三兩、小麥一升、大棗十枚

——補脾養心，緩急止燥。

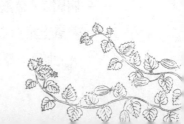

1. 黃樹曾：

　　主以甘麥大棗湯者，蓋人以胃氣爲本，方中甘草**養胃陰**，生用能生津緩急；小麥能養肺津，疏肝鬱，又能**養心血**，大棗**養脾**、補氣補津液。誠治臟躁之良劑，補脾氣之佳方。

2. 梁運通：

　　小麥養心氣，寧心神，大棗補氣養血，甘草補心脾之氣而緩急，合用**養心寧神**，緩急。

【類似證之比較】

百合病亦有情志問題

　　——意欲食，復不能食。常默默然。欲臥不能臥。欲行不能行。欲飲食，或有美時，或有不用聞食臭時。如寒無寒，如熱無熱。口苦，小便赤。諸藥不能治，得藥則劇吐利。如有神靈者，身形如合，**其脈微數**。

　　——病因：《金鑑》：1. 傷寒大病後，**餘熱未解**；2. 平日多思不斷，情志不遂；3. 偶觸驚疑。

　　　　《七版》：心肺**陰虛內熱**，在臨證上，可見飲食行動失常及精神官能症。

奔豚氣病也有情志問題

　　——奔豚病，從少腹起，上衝咽喉，發作欲死復還止，皆從驚恐得之。

　　——病因：《金鑑》：腎病也。病從上腹上衝咽喉，故名。發作，則腎氣上乘於心而欲死。驚傷心，恐傷腎。

　　　　《七版》：憂思或驚恐過極而致，臨證上，必見氣上衝。

【執疑】

　　百合既然難與臟躁區分，爲何仲景將之歸入不同章節？(1. 都有內熱；2. 都與心有關；3. 情志問題上，仲景只有在百合有明顯的敘述。)

領悟

1. 百合病，不經吐、下、發汗。病形如初者，又合地黃湯主之。(百合清心安神，兼能營養，也能解熱。生地黃滋陰清熱)。心肺陰虛，直接造成心神受擾，言語、行動、溫度覺的失調較爲突出。

2. a. 小麥：養心陰、安心神、兼能除煩。(備要：小麥爲心之穀。內經：心病者，宜食麥)

　　b. 甘草：生用，生津緩急。(內經：肝苦急，急食甘以緩之)

　　c. 大棗：養血安神。(神農本草經：大棗主「身中不足，大驚」)；(養脾補液)。

　　d. 以方測證，臟躁病源於肝，累及諸臟。(肝主疏泄，肝藏血)，所以五臟陰液不足。治則上，從心、肝、脾下手；甘草治其本，大棗塑造一假性的滋陰過程，大棗、小麥更是針對安神寧心而設之對子。

【設定】

往後日子裡，若病人有「臟躁」或「百合」樣的情志問題，我在初期可能會兩方並用。

1. 若病人躁不明顯－沒有太多**肢體上的浮躁妄動**，在初期，我會考慮單投甘麥大棗湯 (暗示沒有太多百合之跡象出現)。

2. 若病人主訴總是在**吃喝睡等生活環節**，在初期，我會只給百合地黃湯等百合劑來試證。

3. 若病人表現出較爲**歇斯底里**；**喜悲傷欲哭**；病人並非想卻又不想吃喝睡，而是根本不想吃喝睡，我認爲像極了**單思，失戀，等待放榜，權力慾望強**……等一類的病人，完全是精神抑郁而導致外在表現不正常。我在初期，會給大量的甘麥大棗湯 (大棗、小麥寧心安神)。(大棗讓脾液充足，暫時潤五臟)。

4. 情志不順遂與肝郁互爲因果，爲了恢復肝疏泄條達的功能，我會加適量的消遙散 (當歸養血，白芍柔肝，白朮健脾) 以求治本。

【補充】

甘麥大棗湯 VS 百合地黃湯

	甘麥大棗湯	百合地黃湯
同	1.病因：情志失調。(情志不遂，鬱結化火傷陰所致) 2.症狀：心煩、失眠、坐臥不安、神志恍惚。(心神受擾) 3.治療：養心安神。	
異	1.病機： 病源於肝，累及諸臟，爲五臟陰液不足，尤以**心脾**爲甚，五志發於外的異常現象。 2.症狀： 除心神受擾外，兼有喜怒無常，頻頻呵欠、伸懶腰，甚至痙攣抽搐之狀，且發作時，象如神靈所作。 3.治療： 雖五臟俱病，其治重在補脾養心。	1.病機： 心肺陰虛，心神受擾。 2.症狀： 神志恍惚不定，語言、行動、感覺諸方面的失調現象尤爲突出，常見默默無言，**鬱鬱寡歡**，心煩失眠，坐臥不安，寒熱感覺異常之狀，但觀其形體則一如常人，所謂「如有神靈者，身行如和」。 3.治療： 側重潤養心肺。

參考資料

1. 陳祈宏編著：王旭高醫書—退思集類方歌新編，文興出版事業有限
　公司，2005

2. 陳長河、陳祈宏編：湯頭歌訣台語發音有聲書，文興出版事業有限
　公司，2004

3. 鄭欽安原著、唐步祺闡譯：鄭欽安醫書闡譯，巴蜀出版社，1996

4. 段逸山編著：素問通檢，文興出版事業有限公司，2005

5. 曹穎甫醫案、姜佐景編著：經方實驗錄，文光圖書出版社，1998

6. 新編傷寒論類方，啓業書局，1986

7. 陳瑞春著：陳瑞春傷寒論，湖南科學技術出版社，2002

8. 斐永清：傷寒論臨床應用五十論，學苑出版社，1997

9. 李克紹編著：傷寒解惑論，山東科學技術出版社，1981

10.段逸山編著：靈樞通檢，文興出版事業有限公司，2005

11.焦樹德，用藥心得十講，知音出版社，2002

12.黃煌著：中醫十大類方，江蘇科學技術出版社，1995

13.中醫基礎理論突破，書銘出版社

14.尤在涇：金匱翼，文興出版事業有限公司，2004

15.姚瀾：分經本草，文興出版事業有限公司，2004

16.陳澈：藥症忌宜，文興出版事業有限公司，2004

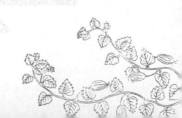

國家圖書館出版品預行編目資料

進入傷寒論／陳祈宏作. — 初版. —
— 臺中市：文興出版：中國醫藥大學中醫學系發行，
2005〔民94〕
面； 公分. —(華佗醫心系列：WE004)
ISBN 986-81200-6-3(平裝)

1. 傷寒（中醫）

413.32　　　　　　　　　　　　　　84013125

華佗醫心系列④

進入傷寒論（國考用書）

WE004

中國醫藥大學中醫學系（發行單位）

地　　址：404臺中市北區學士路91號

文興出版事業有限公司（出版單位）

總 公 司：407臺中市西屯區漢口路2段231號
電　　話：(04)23160278　　傳　　眞：(04)23124123
營 業 部：407臺中市西屯區上安路9號2樓
電　　話：(04)24521807　　傳　　眞：(04)24513175
E-mail：79989887@lsc.net.tw

編著兼發行人：陳祈宏
共 同 發行人：洪心容
總　編　輯：黃世勳
執 行 監 製：賀曉帆
封 面 題 字：高尚德
封面設計/責任編輯：謝靜宜
美 術 編 輯：李惠美
總　經　銷：紅螞蟻圖書有限公司
地　　址：114臺北市內湖區舊宗路2段121巷28號4樓
電　　話：(02)27953656　傳　　眞：(02)27954100
初 版 一 刷：西元2005年6月
初 版 二 刷：西元2005年9月
初 版 三 刷：西元2006年1月
定　　價：新臺幣160元整
I S B N：986-81200-6-3(平裝)

本公司備有出版品
目錄，歡迎來函或
來電免費索取

本書如有缺頁、破損、裝訂錯誤，請寄回更換

郵政劃撥　　戶名：文興出版事業有限公司　　帳號：22539747

版權所有・翻印必究